講談社選書メチエ

720

発達障害の内側から見た世界

名指すことと分かること

兼本浩祐

MÉTIER

はしがき

小学校の時に逆上がりができなかったことは、私の小学生生活ではずいぶん大変なことでした。実は医局の座談の中で、私の小学校・中学校時代の体育の思い出を話していると、私も僕もという人が何人かあって、これに大運動性障害という名前をつけて学会を作ってはどうだ、もしかすると精神科医に特有の疾病かなどと休憩時間にずいぶん盛り上がっていました。

この私の特性が実は発達性協調運動障害（ＤＣＤ：developmental coordination disorder）と言って、注意欠陥多動性障害（ＡＤＨＤ：attention deficit and hyperactivity disorder）や自閉症スペクトラム障害（ＡＳＤ：autistic spectrum disorder）ほど有名ではないものの、最近では立て続けに優れた解説本[1]もいくつか出版されているよく知られた発達障害の一つだと知ったのは、恥ずかしながらつい最近のことです。恥ずかしながらというのは、私が精神科医で、当然それについて知っていてもいい立ち位置の職業をしているからです。

結果として私はこの発達障害を最終的にはたまたま無害化できましたし、逆上がりができないことに日々悩んでいた時代からもう半世紀もたったので、面白話の一つとして今ではネタにできるのですが、人口の五〜六%の比率で存在すると言われているこうした傾向性を持つ人たちの小学校時代の困難は、もう少し広く知っておいてもらってもいいのではないかというのが、この本を書こうと思った最初の動機です。

しかし書き進めるうちに、事例化する、あるいは診断するということの意味を、自分自身という事例を通してもう一度考えてみたいと思い始めました。たとえば当時、こうした障害があると認定してもらったとして、単純に体育や給食などを免除してもらったら、それで私は救われたかというと、なかなかそれはそれで確信をもてないところがあります。個人的には、欲を言うなら、頑張っても他の子と同じようには給食を食べたり逆上がりができない子がいるんだということを、先生たちに意識してもらった上で、やんわりとそれとなく目を配ってもらえばそれがいちばん良かったようにも思えます。

こうした目に見えない「障害」について、診断をする側と診断される側の感覚にずれがあるのか、ずれがあるとすればそれはどこから来るものなのかを少し突き詰めてこの本では考えてみたいと思っています。そのことは、ある状態を脳の病気だと診断することと、心の悩みとして了解することがどうして時には相いれないようになるのか、精神科医はどうしてその生業として精神科医をする時に、心を了解することを時として断念しなくてはならない場面に直面するのか、そういったことと関わっていると、この本を書きながら再確認していくことができました。

私たちの世界を船にたとえるとするとそれは、乗組員全員が同じ思考を共有する戦艦大和というよりは、さまざまのスペックを持った異星人同士が船を動かし目的地に到着するためにお互いを分かろうとして四苦八苦するスター・トレックの宇宙船に似ているような気がします。突き詰めれば誰一人多数者はいない、誰もが実は少数者なのだというのがこの本の主張といえば主張でしょうか。

目次

第一章 発達性協調運動障害者としての「私」史

逆上がりと跳び箱の記憶

小学校の三年生か四年生頃のことです。その日も、逆上がりがどうしてもできない子が放課後に残されて練習させられていました。私の他にもう一人か二人同じような子がいたような気がします。何といってももう半世紀近く前の記憶になるのでたぶんに感情に脚色されていくつかの場面が、混ざり合ってしまっているような気もするのですが、運動服を忘れた私はパンツだけ穿かされて逆上がりの練習をさせられていた同じ場面がいつも浮かんできます。いくつも残っていない小学生の頃の記憶場面の中の一つですから、私にとっては相当に強いインパクトをこの出来事が持っていたことは確かです。

もう一つ鉄棒について小学校の時の記憶にあるのは、父が狭いうちの庭に手作りの鉄棒をこしらえてくれたことです。(1) この、逆上がりができないことは小学生の私にとって、カフカの門（短編『掟の門』）のようにどうやってそこを通過すればよいのかが分からない人生の一大関門でした。父は今思い起こすとなかなかに私の特性をよく理解してくれていたように思います。逆上がりができないことが私にとって一大事であったこと、さらし者になって練習をさせられたり、周りで叱咤激励されるとますます固まってますますできなくなることを分かっていたのか、誰も見ていないところで一人でゆっくり練習ができるように鉄棒をつくってくれたのだと思っています。その証拠にうちで一人で鉄棒をすることには苦痛だった記憶はまったくないのですが、それでも私は結局逆上がりが小学校を通してできるようにはなりませんでした。

逆上がりは中学校でも当然のことながら体育の達成項目の中に入っていて、次のステップへ進むための初歩的な前提といった位置づけでした。その時に好きな女の子がいて、その子の前で逆上がりができない姿を見せたくない一心でお腹が痛いと言って授業をずる休みして見学したこともありました。しかし、どうやってそれがずる休みだと分かったのか分からないのですが（挙動不審だったのかもしれませんし、誰かに言ってしまったのかもしれませんが）、ずる休みだということを知ったその子から「できる、できないは格好悪いとは思わないけど、できないからといってずる休みするような人は軽蔑する」と、まったくもってその通りのことを言われ、ともかく相当にへこんだのを覚えています。

もう一つ体育で思い出されるのは、これも小学校の時の跳び箱です。今記憶を手繰ってみると興味深いのですが、最初よりも練習するごとにだんだん下手になる特異な現象を私は経験していました。つまり、やり方とかこつとかを人にあれこれ言われると、それを意識するのか、跳ぶごとに最初よりもむしろ下手になってしまい、他の子は最初に跳べた跳び箱よりもだんだん高い跳び箱が当然練習の結果跳べるようになるのに、私だけは最初は跳べた跳び箱も後からは跳べなくなりだんだん低い跳び箱しか跳べなくなっていきました。

さらに付け加えると、ともかくびっくりするほど球技も下手だったという記憶があります。特に野球とかバレーボールのように守備位置や役割が決まっていて、その場所にボールが来ると、そこにいる人が必ずその球を処理しなければならないことが決まっているような競技がいちばん苦手で、特定の場所や役割が割り当てられておらずバスケットボールやサッカーのように走って行って球のあるところに追いつけばそれはそれで格好のつくスポーツはそれほどでもありませんでしたが、バレーボールや野球はその場でその球がうまく処理できないと、間違いなくその打順、その守備位置にいる人の責任ですから、周りには責められるわ、格好は悪いわで、ともかくもひたすら苦痛だったのを覚えています。

ダンスもだめで、幼稚園の時のお遊戯の時間に、Kちゃんという子と私だけが、いくら練習をしても隣の子とはまったくタイミングがずれた踊りをしていて、それは幼稚園に通っている間ずっとそうでした。いつも先生に「ほら、ちゃんとお手本を見て！」とこれも何度も何度も注意され、注意されればされるほどそれも跳び箱と同じようにさらにぎこちなくおかしな動きになってしまったのを覚えています。先生たちは「なんでちゃんと言っていることを聞かないの」と何度注意してもなおらないのを不注意のせいだと考えて（そもそも不注意も大変目立っていたので）、少しだけ苛立ってらっしゃいましたが、ともかく今思い起こすと、これは脳の特定のワイアリング（＝配線）の問題であって、その時その場では少なくとも普通の教え方ではどうしようもないことだったのではないかという思いを今は強くしています。

いずれにせよ、小学校の間、特に三〜四年までは体育の授業は私には一大トラウマで、常に体育の時間にはどうやってそこを通過していいのかが分からない高く聳え立つ門の前で途方に暮れるような心持ちがしていて、公開処刑場に引き出される罪人のような気分で体育の時間や、放課後の草野球の時間を過ごしていたのでした。

「みんな僕のことが好き」という確信

この不器用さは運動だけに限定されていたわけではありません。紐を結ぶのも長い間大の苦手でした。蝶々結びができるようになったのは、もしかするとようやく高校生の頃だったような気がします。字も汚かった。これもまた小学校三年か四年のことですが、その当時の担任の女性の先生は今思うと大変私と相性が悪く、ことあるごとに私はこまごまと注意を受けていました。

たとえば、テストの答案をみんなの前で二つ比べられて（もう片方はY君という人の答案だったのですが）、「このテストは両方とも満点ですが、Y君のと比べてこちらは本当に読みにくいのが分かりますね。人に対する思いやりがあれば、こんな字にはならないはずです。同じ点数でも答案の価値は全然違います」と言われたのを、その場面の鮮明なビジュアルとともに今でも思い出します。

それから登校の途中でたまたまその先生と会ったので、「きっとこんなことを言ったら先生は『そう？』とおもしろがってくれるに違いない」という根拠のない確信をもって、満面の笑顔で「僕は給食と体育がなければ学校はすごく好きなのに」と話しかけた覚えがあります。それに答えて先生から吐き捨てるような語調で返ってきた「運動と食べることが嫌いなんて人間としては最低ね」という言葉は、自分が予想していた反応とはまったく違う予期せぬものでした。

おもしろいことに、当時、これもまったく何の根拠もなく、なぜか世界中の人はみんな自分のことが大好きだと私自身は固く確信していて、「僕のことを大好きな先生がどうしてこんなことを言うんだろう」と、言われていることの意味がその時にはよく理解できずに大変面食らったのでした。

その先生に訴えたように給食も小学生の私にとってのもう一つのカフカの門でした。家の味と違う食べ物をなかなか受け付けず、給食が完食できないことが多かったのですが、相性の悪かったこの三〜四年の担任の先生はそれも許せなかったようで、「一生懸命作ってくれた給食のおばさんやお百姓さんの気持ちを考えてみなさい」とこれもまたしごくその通りの説教をされながら、昼休みの間、熱心といえば熱心なのですが、ずっと横にいて、食べられないでいると口に給食を無理やり押し込むというやり取りが何回もありました。口に無理やり入れられたものを私は吐き出してしまいましたが、食べ物を吐き出したのを見たその時の先生の怒りと嫌悪の表情は今でも思い出せます。

この担任の先生は家庭訪問の時に、どうやら散々私の悪い点を指摘して、人間としてこれではどうか、家庭での教育がまったくなっていないと母を詰ったらしく、家庭訪問が終わって、「きっと先生は何か僕のことを褒めてくれたに違いない」と思って（これもまた何を根拠にそんなことを思っていたのか今ではまったく理解しがたいのですが)、またまたニコニコ顔で、もちろん褒められることを大いに期待して「先生は僕のことをどう言ってた?」と私は母に尋ねたのを覚えています。その直後、事態は急転、「生まれてこのかたこんなに恥ずかしい思いをしたことはなかった」と鬼のような形相になった母に突き飛ばされて、勢い余って障子を倒して向こうの部屋に転がってしまっていました。

他には、左と右もなかなか分かるようになりませんでした。最終的には自分の左の親指の関節が緩められることを発見し、親指の関節を緩められる方が左なんだということをヒントにしてそれでようやく左右が区別できるようになりました。幸いなことに、体育と家庭科を除けば、総じて他の科目の成績は悪くなかったのですが、小学校の算数の問題で、時計の問題と整列順番の問題だけはひどく理解ができなかったのを覚えています(図1)。前から数えて3番目という時に、おそらくは先頭は数える人としての自分なのでそれを勘定に入れずにその次から数えていたものか、いつも1つ数がずれてしまっていました。時計では2時10分前というのが分からず、「今の時刻が1時50分なら、2時は10分過ぎではないか」と奇妙な理屈に囚われていたような気がします。この場合は、自分は1時50分の地点から時計を眺めていて、そうであれば2時は10分過ぎなのではないかと考えていたような気がします。

いずれも、今では、どういう思考回路でどう間違っていたのかを自分でも確実に跡付けることはできないのですが、もし今思い出したように考えていたのだとしたら、おそらくはここで実際にいる自

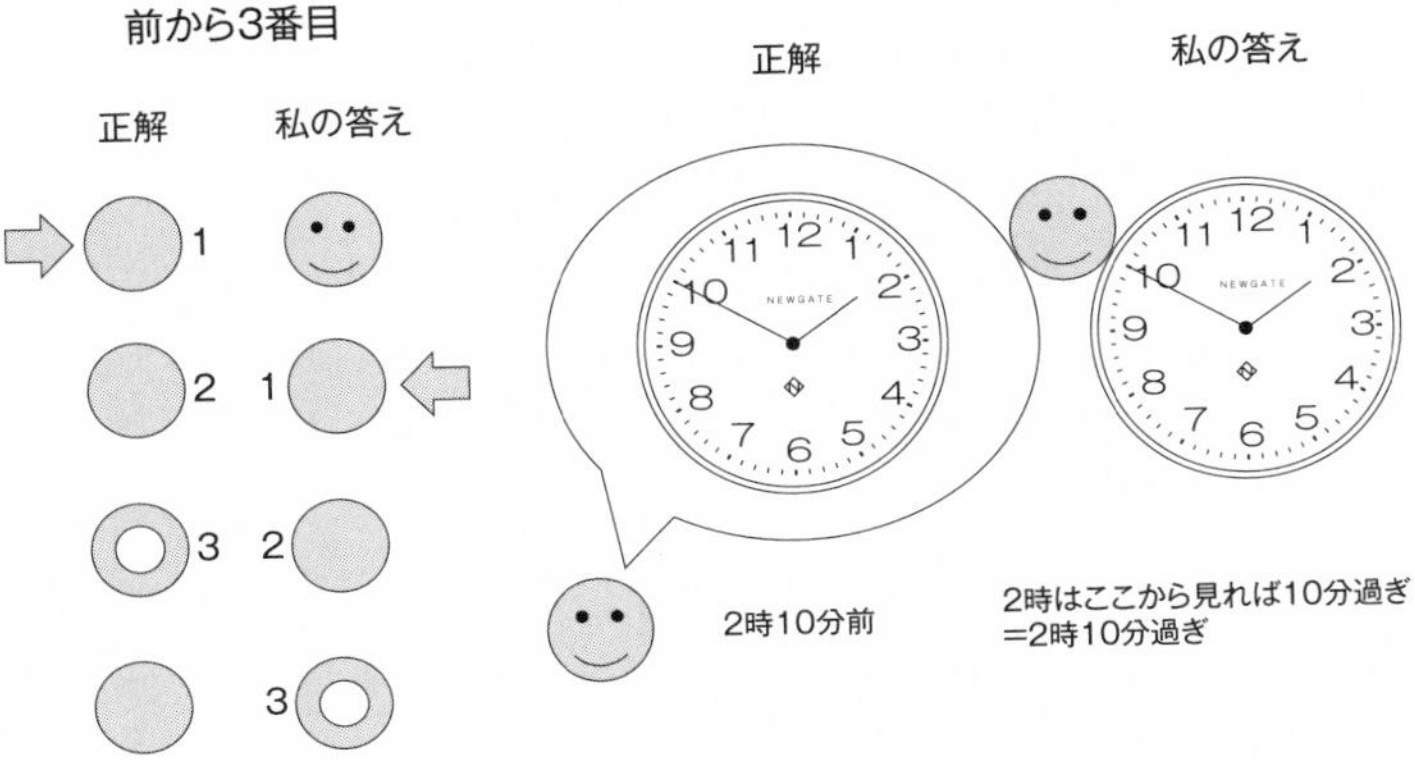

図1

分の立ち位置から離れて自分を外から眺める、つまり自分を客観視して他の人と同列において眺めることができなかったのではないか、その結果、どう教えてもらっても自分から離れて自分を眺めることができず、この考えに基づいて系統的に間違うので例外なくことごとくすべてが不正解になったのではないかと思います。ですから、時計と整列の問題を皮切りにこれから算数は永遠に分からなくなるのではと暗澹たる思いにかられたのを覚えています。

後日譚なのですが、実は私はその後、父の作ってくれた庭の鉄棒のおかげもあって、なんと高校生になってから逆上がりができるようになりました。しかしそれは懸垂逆上がりでした。クラスメートのかなりの人が懸垂逆上がりはできなかったので、逆上がりに関してはある意味一〇年の時をかけて同級生を追い抜いたとも言えます。しかし、重要なのは体に勢いをつけてある種のコツを掴み、筋力がなくても回れるようになったわけではないということです。

懸垂逆上がりは、あくまでも単に筋力さえあればできる運動です。そこでは自分の体と外界の対象との間の関係を計量し、外界の事物と自分の体を自動的に協調させる働きは必要とはされません。つまり、これは機能障害の回避であって、機能障害そのものが成長によって改善したわけではないと考えられます。

その証拠に、私は実はネクタイも長い間結べず、教授選考会の公開講演をする時に、これではいけないからと応援してくれていた医局員の人たちが私の代わりに結んでくれたことがありました。インターネットをみて、ユーチューブで練習し、ネクタイを結べるようになったのはここ一〇年ほどで、それでも鏡をみるとどこかだらしなく今一つのできであるのが分かります。

私の精神科の師匠の藤縄昭先生に、「君はネクタイを結べないんじゃなくて結ばないんだ、それは市民社会の一員に自分がなり切ってしまうことへの君のプロテストでしょ」と指摘されたことがあって、確かに本当に結ぼうと思えば、インターネットで習えたことを考えると、そういう側面があるのも間違いなく、ネクタイを結べない自分をちょっと誇らしく思ってもいたことも事実なのですが、結ぶという動作自体が今でもそれほど得意というわけでもないこともまた間違いありません。

M先生という知り合いの教授がいらっしゃって、その方がDCDかどうかは知らないのですが、温泉旅館でご一緒する機会がありました。お互いお風呂から上がってから浴衣姿になる機会があって、その浴衣姿がどうしてそう見えるのかは分からないのですが、ともかくどこがどうとは言えないながら、私のネクタイと同じようにどこかきちっとしていないというか、びしっときまらないというか、まあ、言ってしまえばだらしない着こなしで、それを見てその人に急に好感を持ったことがありました。着物というのは洋服と違って着こなしがたぶんに目立ち、ＤＣＤの傾向のある人はどうしてもきちんと着られないのではないか、そんな気が今はひそかにしています。Ｍ先生は自由に自分にあった服を選べる洋服姿の普段の時にはラフな着こなしですがとてもお洒落で格好の良い方だということ、念のためですが付け加えておきます。

余談ですが、もう一つの小学生の私にとってのカフカの門であった給食についても、小学校五年になって、担任の先生が代わり、しかも放送係になって、大きな進展がありました。なんと私は放送室で給食を食べていいことになったのです。放送室の横にたまたま調理場があって学校全体の残飯入れがあり、食べられなかったものをそっとそこに廃棄できるようになったのです。偏食という問題の根本的な解決にはちっともなっていませんが、これも問題の棚上げにはなりました。

カフカの門を正面から潜り抜けることはできなかったけれども、その門を迂回して別の出口から外へ出る方法が見つかったといった感じでしょうか。今ではむしろ平均的な人よりもいろいろなものを食べることができるところもあります。嫌いだったチーズが五〇歳を過ぎてから好きになり、青カビチーズもいけますし、韓国の友人に招待してもらったお店で、洪濁三合（ホンタクサマプ）というガンギエイを発酵させたものと豚肉、キムチをいっしょにしたものをマッコリといっしょに食べるかなり臭いのきつい料理もおいしくいただくことができました（ちなみにキムチは単体では今でもあまり好きではないのですが）。苦手な食べ物もありますが、食べ物について困ることは、今ではほとんどありません。

ここまでは、発達性協調運動障害と関連するエピソードを主に紹介しましたが、いくつかの異なった種類の発達障害の要素もおそらくはすでにこれまでの紹介の中に混在しているように思います。それ以外の発達障害、特に注意欠陥多動性障害（ＡＤＨＤ）と自閉症スペクトラム障害（ＡＳＤ）の要素についてもう少し突っ込んで思い出してみたいと思います。「障害」という言葉には若干の違和感がありますが、とりあえずはある程度熟した言葉なので、そのまま使い続けることにします。

自閉症スペクトラム障害（ＡＳＤ）は空気が読めない？

ＡＳＤというのは、空気が読めない人のことを言うと考えるのが俗説ですが、私自身は現時点ではどちらかというと空気を読みすぎて場の雰囲気に流される傾向もあるので、表面的には正反対のように思えなくもないのですが、そもそももしかすると「空気が読めない」というのは、ＡＳＤの本来の特徴ではなく、より基本的なスペックに対する二次的な反動形成であって、後付けでいわゆる健常発達の人たち以上に空気を察知することが可能な事例などもあるのではないかとも思ったりしています。というのは、少なくともカフカの門が私の前に聳え立っていた小学校三～四年生までは、人の気持ちになって感情移入ができるという意味では人の気持ちはまったく分かっていなかったようにも思えるからです。

今から振り返ると、三～四年生までのかなり多くの先生が、私に対して困惑し、時には嫌っていらっしゃったようにも思うのですが（嫌うというよりは迷惑に思っていらっしゃったと）、すでに紹介したように自分は世界のすべての人に愛されていると私自身は無根拠に確信していましたから、先生たちの困惑の雰囲気にはまったく当時は気づいていませんでした。いや、その困惑の表情や言動を今でも思い出せますから、ある意味で気づいてはいたのでしょうけれど、それが困惑という感情だということが理解できていなかったという方が正確でしょうか。

それからクラスメートの中の暗黙のルールや了解も全然分かっておらず、そのためもあってか当時ずいぶんいじめられました。これもすでに紹介したように、草野球でののび太君の立ち位置を想像していただくと良いのですが、守備をすれば飛んできた球は取れない、バッターボックスに立てば常に三振という状態でした。不思議なのですが、ガキ大将だった子に怒られて何度も泣きながらうちに帰っていたのですが、あくる日にはそのことを忘れたかのようにまた遊びに行って草野球に参加していたような気がします。そうした遊び仲間の中での自分のカーストが最下部であることは当時全然意識できず、カースト上位の子ともまったく対等に口をきいていましたから、今考えると、当然のことながらつまはじきにされる方向に事態は向かっていきました。

缶蹴りという遊びをご存知でしょうか。鬼になった子供が目をつむって一〇秒数え、鬼以外の子供は隠れるかくれんぼの応用版ですが、鬼になった子供は隠れた子供を探して「〇〇ちゃん、見～つけた」と言って一定の場所に予め置いてある空き缶に足でタッチすると、隠れた子供はアウトになるというものです。隠れた子供を全員アウトにすると鬼の勝ちで、じゃんけんで次の鬼に交代します。鬼が隠れた子を探しに行っている間に別の隠れた子がやってきて缶を蹴られてしまうと鬼の負けで、もう一度最初から鬼をしなくてはなりません。

ともかくこの缶蹴りという遊びでは、延々と鬼をやり続けるか、それとももう鬼を続けるのが嫌になって泣いて帰るかの二者択一しか私の選択肢はありませんでした。他の子供が連携をとって鬼ばかり繰り返ししなければならないのに嫌気がさして、第三の選択肢として缶に足を着けたまま動くのをやめたこともあります。そうしたら、ガキ大将の子にものすごく怒鳴られてまたまた泣いてうちに帰ったのも覚えています。

子供同士の暗黙のルールの分からなさということで言いますと、近所で仲の良かったA子ちゃんという女の子との関係も思い出します。たぶん小学校の二年生くらいまではよくその子のうちに遊びに行き、いっしょに彼女のうちでおままごと遊びをしていたのですが（当時うちはお風呂もトイレも共同の借家でしたが、彼女のうちは持ち家でちょっとしたお屋敷でした）、小学校二年の終わりか三年の初めにいつもと同じように彼女のうちに遊びに行ったところ、急に彼女がもう来てはだめだと強い口調で私に言ったのでした。私にとっては青天の霹靂《へきれき》でした。当時彼女が私に言った文言を逐語的には覚えていないのですが、趣旨としては「男の子なのにおままごと遊びをしに来るのはおかしい」（そうみんなも言っている）といった内容だったように思います。

そもそもおままごと遊びをしに遊びにいったのかどうかもあまりよく覚えていないのですが、たぶんすでに女の子は女の子、男の子は男の子で遊ぶような年代になっていて、他人の動向に目配りができれば当然自然にそうなっていたのでしょうが、A子ちゃんに直接拒絶されるまでは、私にはそのルールは分かっていませんでした。言うまでもなく、A子ちゃんに拒絶された時にも、A子ちゃんが社会的な文脈から私を拒絶したのだということが理解できたわけではなくて、「A子ちゃんに嫌われた、どうしてだろう」とたぶんまたまた泣きながらうちに帰ったのだと思います。

自分でも今では信じられないエピソードがもう一つあります。桃太郎強奪事件とでも言っていいと思うのですが、三日三晩泣き通しに泣いてとうとう小学校二年生の学芸会で主役の桃太郎を射止めてしまったというエピソードです。

その年の学芸会で桃太郎が上演されることになって、なぜそう思ったのかは皆目分からないのですが、自分が桃太郎になったと思い込んだ私は家でも桃太郎になったと宣言し、家の人は桃太郎の衣装を裁縫で作り（母方の祖母が元お針子さんだったので）、自分は台詞も覚え、準備万端整っていたのですが、ところがどの時点かで自分は桃太郎ではないことが判明し（当然、もともと一度も桃太郎には指名されていないわけですから）、ドラえもんの出木杉君のような都会から転校してきたよくできる颯爽とした子がいて、その子が桃太郎になることが決まっていることが大変に遅ればせではあるものの私にも分かったのでした。それからです。学校でも家でも泣き続け、泣き止まず、困り果てた先生方はとうとう桃太郎を苦肉の策で二部制にして、出木杉君と私が前半・後半の桃太郎の座を分け合うことになったのでした。

うちの母親が私が泣いて帰った時にどのような振る舞いをしていたかについてもここで簡単に触れておきましょう。一言で言えば、かっとすると後先を考えない人で、一方的・非客観的・感情的な私の味方でした。当然、事態の改善にはほとんどつながらない味方でした。彼女はものすごい剣幕で私を泣かした子供の親に文句を言いに行っていました。泣かされて帰ってもまたケロッとしてあくる日には遊びに行くので、ガキ大将とその一族郎党は最後はずいぶん私のことを嫌がっていて、お前が泣いて帰るとまたお前のお母さんが来るだろう、嫌だからもう来るなと言っていたような気がします。桃太郎の時にも、ぼんやりとしか覚えていないのですが、先生があいまいなことを言っていたのが悪いというような母親の感想を聞いたような記憶があります。

しかし今の私の中立的な印象では、たぶん、普通の子にとってはまったくあいまいではない形で出木杉君に桃太郎が決まったということは宣言されていて、世界中の人が自分を大好きだと思っていたのと同じ、根拠のない思い込みのゆえに、自分が桃太郎に選ばれたと確信していたのではないかというのがいちばんありそうなストーリーのような気がします。

私にとっては最終的に桃太郎を勝ち取ったのは誇らしい、嬉しいエピソードとして記憶に残っているのですが、その当時の先生たちに、小学校三〜四年になって良い思い出としてその話をすると一様にちょっと苦虫をかみつぶしたような表情をされたのを覚えています。ただ、母が徹底して私の味方だったのは、周りの人にはさぞや迷惑だったに違いないと思うのですが、私にとってはおそらくはありがたいことだったようにも思わなくはありません。

母と私の関係を考えると、後からまた紹介する二つの都合の悪いことが重なって偶然に良い結果になるという島泰三氏の二重ヒット説（その著書『はだかの起原』については後述）を連想してしまいます。母がもっと他人の心を慮《おもんぱか》って、作戦を練って、私がどういう行動をしたら先生たちはどう振舞うかの計算ができるような人であったとしたら、あんなにも大変な桃太郎事件にはならなかったかもしれません。ただひたすらに自分がしたいことをしたいと言い続けて泣き続ける子供と、直情径行的に猪突猛進する母親の組み合わせであったために、桃太郎事件は大惨事になり、二部制の桃太郎という前代未聞の学芸会が生まれたのだと思います。

しかし、あれだけいじめられて毎日泣いて帰ってはいましたが、私は一度も母にいっしょについてきてほしいとは思いませんでしたし、桃太郎の時も母に何かしてほしいと思ったことはありませんんでした。何かの拍子に母が私を捨ててどこかに行ってもう戻ってこないと思い込んでこれも大泣きに泣いていたことがあったのはもっと小さな時の記憶にはありますが、外で何かをするときに母にいっしょに行ってもらって自分の代わりに何かを言ってほしいと思ったり、母を頼りたいと思ったことは不思議に一度もないのです。母がもっときちんと人間関係の計算ができて、転ばぬ先の杖ができるような人だったら、私と母の関係、ひいては私と世界の関係はもっとウェットになり、案外うまくいかなかったのではないか、そんな気もするのです。

小学校の三〜四年の担任の先生が私に対して持っていたと推察される嫌悪の気持ちを理解できなかったのは、当時の私はその先生が感じておられたであろうジャンルの気持ちを自分では体験したことがなかったからだったのではないかと今では思います。しかし、さきほど少し言い直したように、分からないということと感じないということは違うのだというのは、当時のことを思い出してみるとよく分かります。先生が自分を嫌いだということは当時の私の想像を超えていたのですが、何か明らかにネガティブな気持ちを自分のうちに引き起こすサインを先生が発していることは、そうしたサインが発せられるたびに痛みを持って感じていました。そしてその出来事は当時の私にはそれがどうしてそうなるのかが分からない不可解な謎でした。

注意欠陥多動性障害（ADHD）の傾向

ASDについてはそうした私の体験がASD的なのかどうかは確信が持てませんが、注意欠陥多動性障害（ADHD）の方は間違いありません。私自身は、子供の時に乱暴なところやカッとなって人にくってかかっていくことはほとんどなかったのですが、忘れ物は恐ろしくたくさんしていて、整理整頓が全然できず、机周りはカオスと言ってもよいほどひどく乱雑でした。

小学校二年生の時の授業参観の時に、Yちゃんという女の子（この子もよく喋る子でしたが）とことの発端は分からないものの、男が偉いか女が偉いかという論争になり、二人で喋り止まず、先生の授業計画を台無しにしてしまったこともありました。道草もすごくしました。過集中というのでしょうか。蟻の行列が好きで、下校途中に蟻の行列がどこから来ているのかをたどっているうちに他のことを忘れてしまい、うちに帰るのを忘れて母親が探しに来たことも幾度かありました。

それからどこかに連れて行ってもらうとすぐにはぐれて迷子になりました。迷子になるとじっとしていることができずにどんどん歩いてしまい、さらに事態を悪化させてしまうことも再三でした。ホーランエンヤという大きなお祭りが何年かに一度松江であります。五〜六歳年上の従兄のしゅうちゃんがそのお祭りに連れて行ってくれたのですが、案の定はぐれてしまい、デパートの係の人に最終的には館内放送をしてもらい、結局は母親が迎えに来てくれました。気の毒にしゅうちゃんはめちゃくちゃ怒られていました。

何度も何度もいろんなところで迷子になった覚えがあります。しかし、授業中に立ち上がったり、授業の邪魔まではしなかったですし、夏休みの宿題などはむしろ夏休みの最初の三〜四日で全部やってしまって提出は必ずしていましたから、その当時はADHDのせいで極端に困ることは主観的にはさほどありませんでした。しかし、最近でも、忘れ物やダブル・ブッキングなどは枚挙にいとまがないほどあります。それに加えて、「立って人のスピーチを聞かなければならない時にじっとしていられない」「会議中に落書きをする」といった性質もあるので、ADHDは間違いないと思うのですが、小学生の時はむしろDCDの方がはるかに自分にとっては苦痛だった気がします。

というよりも、そもそもDCDや発達性読字障害（字を読むのがもともと苦手なこと）は、ADHDやASDと比べて、自我違和的になりやすい症状なのかもしれません。自我違和的、自我親和的というのは精神医学用語で、その状態に対して本人が自分の一部だとは認めたくない、できることなら自分から切り離したいと感じるような状態を自我違和的、他の人がその状態に対して迷惑を被ったり、他の人が迷惑を被った結果、二次的に自分にもその反動でダメージが及ぶにもかかわらず、その状態それ自体には本人は苦痛を感じず自発的にはその状態を何とかしたいとは思わないような状態を自我親和的と言います。

発達障害は通常の意味での病気ではない

話を進めるうちにまたおいおい追加していくかもしれませんが、いろいろなことを考える前に、「発達障害」という出来事について、少し誤解を解いておかねばと思います。そうしないとそれ以降の議論が的外れになってしまうように思うからです。

まずは、発達障害は病気ではありませんし、それ自体では必ずしも「障害」でもありません。たとえば耕運機と普通の乗用車と競技用のスポーツカーを思い浮かべてみていただくと良いかと思います。高速道路を走行しなければならないという状況においては、耕運機は明確に「障害」があると言って良いと思います。もう少し言えばたぶん、耕運機に乗って高速道路を走ろうとしたら、命の危険もなきにしもあらずではないでしょうか。つまり、速度があまり出せないという耕運機のスペックが、高速道路においては致命的になってしまうからです。しかし他方で、田んぼのあぜ道を移動しなければならない場合、スポーツカーはかなり大変です。つまりちょっとぬかるんだ泥道を進むのには、スポーツカーであることは「障害」となります。しかし、そうだからと言って、誰も耕運機やスポーツカーに「障害」があるとは考えません。耕運機を例にとれば、高速道路を走行すると致命的になる可能性が現にあって、それほどの大きな「障害」が予測されてもそれは変わりません。

さまざまの発達障害に関しても「障害」という名前はついていますが、そのスペックに適した環境に置かれていないが故の不適応と考えた方が、病気だと考えるよりもはるかに実態に近いと考えていただく必要があります。確かに車といえば、普通車を私たちは思い浮かべますから、車と紹介されて耕運機が出てくるとびっくりしますし、数も普通車が圧倒的に多いので、数が多いものを健常と名付け、数の少ないものを非定型と言うのであれば、乗り物という類の中では、耕運機やスポーツカーは非定型発達と言ってもいいかもしれません。しかし耕運機は畑や田んぼでは、定型発達した普通乗用車よりもはるかに乗り心地が良く有用な乗り物になります。

さらに、発達というのは一方向的に発達すればするほど良いのかどうかももう一度立ち止まって考えてみておく必要があります。たとえば、「速さ」が絶対的な優劣の基準だとしてみましょう。そうすると、乗り物同士のヒエラルキーは明瞭で、スポーツカー→普通乗用車→耕運機という順番で完成度が高いことになります。「速さ」という尺度でものを見るかぎり、どう考えても耕運機の発達は遅れているということになります。しかしこれはあくまでも「速さ」を基準にした場合のことです。

耕運機のことを誰も発達障害的な乗り物とは言わないように、何が生物学的スペックとして優れているのかを進化の道筋に従って優劣をつけることが本当にできるのかは実際にはなかなかに難しい問題です。たとえば二〇〇万年前から一万年前頃まで生息していたといわれるオオツノジカの一種に、ギガンテウス・オオツノジカというものすごく大きなツノを持ったシカがいたそうです。本当かどうかは分かりませんが、このシカは、ツノの進化を止めることができず、あまりに大きなツノを維持する生物学的なコストの大きさを一つの理由として滅びたのではないかという説があります。

色覚異常についても似た話があります。[2] 大多数の哺乳類は二つの錐体細胞しか持たず、そのため、緑と赤の区別ができない色覚異常があるのですが、霊長類は例外で三つの錐体細胞を持つので緑と赤の区別ができます。[3] これだけ聞くと「さすが霊長類、良く進化しているじゃん」ということになりそうですが、鳥や魚はこれに加えて紫外線を見ることができるものが多数いて四つの錐体細胞を持っているので、たくさんの色を弁別できるほうが偉いのであれば、鳥や魚のほうが霊長類よりも偉いことになりますし、色の識別という一点においてはむしろ霊長類は鳥や魚よりも劣っていると言えなくもありません。

さらに、ジャングルなどでカモフラージュされた標的を狙う狙撃兵は、時に色覚の数が少ないほうがカモフラージュに惑わされずに標的を見つけ出すことができるという話は昔から語り継がれてきました。実際、石原式の色覚検査では、緑と赤の区別ができない人のほうが、いわゆる健常発達者よりも、「よく見える」カモフラージュされた図版が組み込まれています。確かなことは、該当する個体数が多くて、かつ、一つの尺度で測ると能力が高いものが必ずしも優れているというわけではなくて、置かれた環境によって、どの特性がたまたま適しているのかにすぎないと考えるほうがより理にかなっているということです。

ダーウィンは人間を進化の頂点だと考えていたふしがあるわけですが、人間は必ずしも優れていたから生き残ったわけではなくて、環境の変化がたまたま人間という種の持つある種のスペックに有利だったという考えも十分ありうるのではないかと主張する人もいます。先ほどちょっと触れた島泰三という人は、『はだかの起原』(4)（講談社学術文庫、二〇一八年）という本の中で、毛皮がいかに哺乳類の生存にとって重要な特性であるかを述べる一方、毛皮を持つ一定以上の大きさの動物においては体温調節という点でそれが相当に致命的な弱点となるということを力説しています。

体が小さい、水生生物あるいは水辺のみでの生活という性質を併せ持っている場合だけ、哺乳類は裸で生き延び得るのであって、そういう点では、人間くらいの体の大きさを持つ陸上動物が裸だというのは、極論するならば、それ自体ではかなり致命的な奇形なのだというのが島氏の主張です。島氏の説は、声を出すときに同時に食べることができず、気管に食物がつまる危険性のある栄養補給上の問題のある咽頭が生後しばらくして生じてくるというもう一つのマイナスの形質が言葉の発生を促したことと重なって、いわば奇形が二重ヒットして偶然に厳しい氷河期の環境に適した形質が生まれたのだと要約することができるでしょうか。

この説の真偽はともかくとして、我々の脳の極めて多様なスペックを優劣という観点、あるいは片方が完成された形質でもう片方が不完全な形質とみなす「疾病」的な見方は、おそらくかなり一方的なものの見方ではないかということです。

脳スペックの特性を活かすと

それでは、いわゆる発達障害と呼ばれている状態が、環境に恵まれればどうなるのかを少し考えてみましょう。

たとえば、ASDではその道のプロという人や卓越した研究者、職人的なスポーツ選手などを思い浮かべることができます。特定の対象に対して飽きずに永続的に興味を持ち続けるということができるからです。たとえば理系の研究者というのは、飽くことなく実験を繰り返さなければブレークスルーは生まれません。しかも同じような実験を何十回、何百回と繰り返し、結局はそれは何にもならないということすらあります。このいわば砂を噛むような繰り返しを「楽しい」と思える人たちがいます。この繰り返しの中に喜びを見出すことができる人たちです。スポーツ選手であれば来る日も来る日も基礎練習をして、自分の身体が少しずつ変化していくことに喜びを感じる人もいるでしょう。魚が好きであれば、魚のことは何でも知っているという魚博士になるかもしれません。もちろん鉄道に汲めども尽きぬ興味を持つ多くの人たちがいます。

つまり職業にそれが結びつくこともあれば趣味に活きる形になることもありますが、いわゆる普通の人と違うのは、自分のしていることや知識を自慢しなくても良いし、それが結局何の実利に結び付かなくてもそれ自体が楽しいという点です。たとえば何かの研究をしていて、いいジャーナルにそれを載せるとそれなりの地位を得るための資源になりますから、それが目的で一生懸命研究をしているとしましょう。そうなると結果がなかなか出ないと本当に苦しいことになります。何年もかけてやっていることがまったくの無駄になってしまうかもしれないからです。しかし研究者の中にはそうやって実験をして解析していることそのものを楽しいと感じる人たちも先ほど言ったようにいるのです。もちろん自分がしたことを人に認めてもらうことはその人たちにとってもとても大事で励みになることですが、やっていることそのものが楽しいので、認めてもらえなくてもそれなりにはがっかりはするでしょうが、何もかも台無しになるというわけではありません。

知識欲にしても、コレクションにしても、それが価値を持つために、人に自慢してそれを認めてもらわなければならないかどうかは重要な鑑別点です。昔、フィリピンにイメルダ夫人という大統領夫人がいましたが、夫のマルコス大統領が失脚した時に、その大邸宅にあった靴の膨大なコレクションが話題になりました。イメルダ夫人にとってたぶん所有している靴は、折にふれて履いて人に見せて、いかに素敵な靴かと称賛してもらわなければ意味のないものであったに違いないような気がします。テレビやネットで芸能人の話題を仕入れておかないと話題について行けなくなって困るから人気番組を見なければいけないという強迫観念に陥っている中学生や高校生がいたとすると、そういったたぐいの知識も他人の目によって、あるいは他人に「いいね」をしてもらうことでその価値が決まるというところがあります。イメルダ夫人の靴やインスタ映えするアイテムなどは、他の人が興味を持つがゆえに自分にとっても大事な事柄になるという特徴があります。

すでに言ったようにＡＳＤの傾向性を煮詰めた場合、他の人がどう思うかにかかわらず、それに対して興味・関心を持ち続けることができるという特性になります。ですから、たとえば鉄オタの人は必ずしも他の鉄オタの人との会話をしなくても、自分一人で鉄道のディテールを十分楽しむことはできますし、それは他人の称賛や肯定を必須条件としない独立した営みなので、社会との折り合いがつけば、他人に左右されないその人の安定した心理的な資産となります。

それではＡＤＨＤの場合はどうでしょうか。

一つは目の前のことに対する瞬発力ということが言えるでしょうか。あるいは爆発力と言ってもいいかもしれません。テストの成績にむらがあるのはこのタイプの脳スペックを持っている人の特性かもしれません。瞬発力というと聞こえはいいのですが、爆弾のようなもので必ずしも自分ではその爆発ぶりをコントロールできるわけではないので、うまく行くとこの種の脳スペックを持っていないと難しいような驚くべき瞬発力を発揮し、自分の普段の実力をはるかに超えた成績を残したりもできますが、いったん空回りし始めると先へ進もうとする推進力と実際に進む速度に大きな乖離が生じ、そのために判断力や能力が限界を超えてしまって破綻し、できることもできなくなって自己炎上してしまいます。

ＡＤＨＤ型の脳スペックを持った人に対する有名な心理学の実験では、ギャンブルテスト(5)というのがあります。今すぐ儲かるがリスクが高く長期的には負けがこんでしまう選択肢と、今すぐはなかなか儲からないが長期的には利益が出る選択肢を提示された場合、ＡＤＨＤの脳スペックを持った人はどうしても今すぐ利益が出る方を選んでしまうというのが、この実験の結果です。蟻とキリギリスの童話の現代版といったところですが、キリギリス的選択には悪いところばかりがあるわけではなくて、今のチャンスをつかんで即断即決できる利点もあります。つまり長期的見通しを考えて迷っているうちに逃してしまうようなチャンスをつかむことができる可能性はＡＤＨＤ型の脳スペックの人の方に軍配が上がるでしょう。

この特徴を生かして、ＡＤＨＤ型の脳スペックを持っている人が社会に適応するのに重要なのは、「強迫」の要素をどれだけ自分自身に対して訓練することができるか、かもしれません。「強迫」とは何かといえば、たとえば航空機や医療機器など命に係わる機器の整備の場合のように、一つ一つの器具の点検に順番をつけて、取りこぼしなく毎回行うルーチンを自分に課す訓練をするといった方法です。ＡＤＨＤ的脳スペックではなくても、毎日やっていることは誰でもそのうちにあまり考えずにやってしまうようになりますから、「強迫」的に点検項目を数え上げるように訓練しておかないと、確率的に長年の間には必ず点検漏れが生じ、点検漏れから事故が生まれるので、こうした強迫的な数え上げは多数の命を預かる現場では必須になるのだと思われます。

いくつかの単純なルールを強迫的に自分に対してパブロフの犬のように条件付けすることで相当のトラブルを防ぐことができます。たとえば、基本的に荷物は二つ持たない、鍵はサイフの中か鞄のいつも同じポケットに入れる、大事な予定は予定に間に合う時間に何らかの形で必ず確認が入るようにするといった習慣などです。例外を作らず必ず行動の前にそうする習慣をつけることで、全部ではなくともかなりの失敗を防ぐことができます。

「知識が軽い」こともこの脳スペックを持っている人の特性の一つであるように思います。基本的には、自分の好奇心（たとえば蟻の行列を見て「この蟻は一体どこへ行くのだろう」という好奇心）に駆られて知識を求める人たちなので、他人に知識を披露する動機が、「どう？　これおもしろいでしょ？」であって、「僕はこんなことも知ってるよ」や「当然こんなことは知ってるよね」ではないことが、つまり知っているか知っていないかでマウンティングをしないことが、この軽さの源泉にあります。発話者が、人をおもしろがらせようとしているのか、自慢をしようとしているのかを鑑別するには、話が長くなった時の聞いている人の受ける「うっとうしさ」の質の違いが役に立ちます。前者の場合は、「やかましい、うるさい」で、後者の場合は「面倒くさい」ではどうでしょうか。

それではDCDの場合は、どうでしょう？　鉄棒やマット運動が超苦手な小中学生は、何かその脳スペックを持っていて良いことがあるでしょうか。小中学校の間に良いことがあるとは思いにくいのですが、こうした脳スペックを持っていると自分の体はなかなか自分の思い通りには動かないことを、繰り返し自覚することになります。そうなると、自分の体と自分との間の隙間を絶えず意識することになるだろうとは思います。

体というものは、どう考えても世界と私の間の最も重要なインターフェースでしょうから、自分の体がうまく操作できないということは、世界は少なくとも空気のように自然にそこにあるものではなくなってしまうことになります。良いか悪いかは別にして、内面的な世界の実在性を、ＤＣＤの脳スペックはいやがおうでも確信させることになるような気がします。スポーツ万能の哲学者も実際には珍しくはないわけですが、哲学者のイメージは内省でしょう。自分の体を動かして世界へとかかわり、仲間と体を動かして他者とつながるのは、非常に太い線で描かれた基本的な世界への参入の仕方でしょうから、そこがうまくいかないのは、子供的には大きな蹉跌になるに違いありません。それを補完するものがあるとすればそれは内面でしかありえないでしょう。

自身の脆弱な肉体を反動形成した三島由紀夫的な生き方は、極端ではありますがＤＣＤ的なあり方の一つの範例なのかもしれません。私自身は、空想的な世界に絶えず没入する子供でした。少なくとも幼稚園の時には「劇」と自分で名付けた空想劇を動作を交えて暇さえあれば行っていて、それに没入するのに集中しなければいけないので、その時にはできるだけ刺激のない環境で一人でいるのが好きで、一度母に「お母さんがそこにいると集中できない」と言ったことがあって、おそろしく怒られたことがありました。

ＡＤＨＤとＡＳＤおよびＤＣＤは代表的ないわゆる発達障害なのですが、もう一つ頻度が高いものに発達性読字障害があります。これも程度の差があって、計算や図形推理などは人並み以上にできるのに、字を読むことだけがほとんどできない人たちから、読み書きが相対的に苦手程度の人までさまざまですが、この四つの種類の特異な脳スペックは、単独で存在することもあれば、さまざまの程度に混ざり合うこともあると言われています。

たとえば私を例にとれば、ＤＣＤとＡＤＨＤはかなりの程度で、これに軽いＡＳＤの傾向性が加わり、読字障害はほとんどないか、あるいはないといったところでしょうか。ＤＣＤとＡＤＨＤが混ざっていると「予後が悪い」といくつかの成書に書かれていますが、予後とはあくまでも臨床例（困って病院や関係機関を訪ねた人）に基づくものです。当然なのですが、そもそも臨床例を対象とした調査では、非臨床例がどうなったのかが分からない構図になっています。ＤＣＤがあるということは単純に言えば草野球は下手で鬼ごっこでは鬼からなかなか逃れられないということですから、当然外で遊ぶよりは部屋にこもり気味になるはずです。しかしこれにＡＤＨＤが加わって、私の場合には泣かされても泣かされても、昨日のことは忘れたかのように遊びに行き続けました。軽いＡＳＤが、周りの人の悪意を直接的には伝わりにくくしていたことも、どうやって乗り越えていいのか分からないほど大変だった小学校の時のカフカの門の前での苦悩を偶然にも耐えやすくしてくれていたのかもしれません。

重複したこうした脳スペック特性を持つことは多くの場合、生き残りには不利な形質として報告されているわけですが、発達障害と呼ばれているいくつかの脳スペックが組み合わさって出現することが少なくないのは、案外、組み合わさって出てきた方が、生き残れる確率が高かったからだということはないのでしょうか。本当かどうかは別として島氏の皮膚と咽頭の発達異常による不利益な形質の二重ヒットによるデメリットのメリット化といったことは考えられないのかということです。いわゆる非臨床例を一定数集めなければ結論を出せない問題なので、たぶんちゃんとした解答を出すのはなかなかに難しいのではないかとは思うのですが、あれこれ自分を題材にすると想像してしまいます。

第二章　「診断」されるということ

私のスペックと「私」の関係

製薬会社の方の薬の宣伝や、発達障害の専門医の講演などを聞いているときに、わずかになのですが違和感を感ずることがあります。実際には、私の場合、正確には不快感と言えるほど明瞭な感覚ではなくて、あくまでも違和感の段階に留まっているのですが、それでも快か不快かと強いて聞かれれば、やはり微妙に不快の方へ傾いている、そういった感覚です。この章では、この違和感の正体を探ってみたいと思っています。

まず考えてみたいのは、たとえばＡＤＨＤとかＡＳＤとかＤＣＤなどの発達障害と呼ばれている脳のスペックはどの程度「私」なのかということです。私との近さという意味でいろいろな私のスペックをまずは思いつくままに適当に挙げてみましょう。

① 私は精神科医です
② 私は牡羊座です
③ 私はＡ型です
④ 私はＡＤＨＤです
⑤ 私はＤＣＤです
⑥ 私は日本人です

⑦私は英語がまあまあ喋れます
⑧私は大学教授です
⑨私は父親です
⑩私は島根県人です
⑪私はお腹がすいています
⑫私の歯からは脂分が抜けて割れています
⑬私の左親指の付け根の関節は昔から緩くなっています
⑭私は男です
⑮私は右利きです
⑯私には尿管結石があります
⑰私は詩人です

脳とのかかわりということで考えると、脳のスペックが主要な問題となるのは、④⑤⑮あたりでしょうか。①⑥⑧⑨⑩⑭⑰は、社会的なアイデンティティでしょうか。③⑫⑬⑯は、身体の特性であって、確かに私の特性ではありますが、ちょっと瘤取り爺さんの瘤風で、それの有る無しで私が私であることが揺らぐような類のことではなさそうです。⑦が典型ですが、①⑰は習得された特定の能力と関連します。たとえば資格試験や社会的実績によって本当にそう言っていいのかどうかを検証できますが、資格や実績があっても絶えず本当にそう言えるのかを問われ続けるところもあります。⑪は今の状態なので、私が何者かということには直接は関係しなそうですが、こういった瞬間瞬間の状態と私との関係がどうなっているかはこの本の後半で大きなテーマになります。②や時によっては③も、私が何者かということを他の人（時には自分）が判断する重要な材料として用いられることもあります。

たとえば、私が一九三五年ごろのドイツにいて、ユダヤ人であったとしましょう。そうなると、私は何者であるのかという問いに対して、「ユダヤ人」という答えは間違いなく死活的な答えです。あるいはアメリカに今、入国しようとしたときに「イスラム教徒」であることもなかなかに面倒なことになるでしょう。たとえばゲシュタポにとって、相手がユダヤ人であったら、その他のその人の属性はすべて相対化され、その人の本質はユダヤ人という言葉で名付けられる何かに塗りつくされ、合衆国のイミグレーションでは場合によってはイスラム教徒であることが、その他のその人の属性をはぎ取ってその人の本質として前景化してしまうかもしれません。

つまりこれは何らかの形で相手に自分のことが勝手に「分かられてしまう」ことだとも言えます。「分かられてしまった」のは、その人の行動原理かもしれませんし、遺伝的な違いによる何か「自分たち」とは根本的に相いれない心の成り立ちといったものなのかもしれませんが、いずれにしてもその名前で名付けられた人たちの言動は、すべて一つのキー・ワード、たとえばユダヤ人ならばユダヤ人、イスラム教徒ならイスラム教徒、あるいはＡＳＤならＡＳＤという一つのキー・ワードで説明され、たとえ何か一人ひとりに差異が残っていたとしてもそれは取るに足りない何事かとして処理されてしまうことになります。

ナチスの試みは類をみないほど大規模かつ典型的でしたが、古来から似たような営みは延々と続けられてきました。そのような営みの隠れた動機の一つとしてよく指摘されるのは、特定の集団を「自分たちとは違う」何か劣った別の種だと名指すことで、翻って自分あるいは自分の仲間が何か優れた別の種であることを確信できるというものです。昨今の状況では、たとえば、グローバル化の中で取り残されて孤立した人たちが、自分のアイデンティティを取り戻すための礎として、この種の論理に飛びつくのだという解説はいろいろなところでよく聞かれます。

このことはナチスのように上から行政として行われることもあれば、テロのように下から犯罪として行われることもあるわけですが、こうした「分かり方」の効能がもしそれだけであれば、心を強く持てば何とか自分はそうなってしまわないでいることもできないではないような気もします。しかし、さらに厄介なことには、もっと本質的に、こうした排他性は、おそらくは私たちがものごとを「分かる」ということの営みそのもののうちに根ざしているために、私たちは図らずもこうした「分かり方」に絡めとられてしまう生来の傾向性を持っているのかもしれないという点です。

病名というものには二種類ある

この生来の傾向性については後からまた考えるとして、いったん本題に戻りましょう。「あなたはＡＤＨＤだ」と診断するのと、「おまえはユダヤ人だ」と糾弾するのと、あるいは「あなたはA型でしょ」というのと、それぞれは同じなのでしょうか。違うのでしょうか。この場合とりあえずは、ややこしくなるので血液型性格診断のような考えは念頭におかないことにしておきます（「あなたはA型でしょ」というのは、たぶんに血液型性格診断学の響きはありますが）。

Ａ型の血液型とユダヤ人には、いずれもとりあえずは現実的な二者択一性はありそうにみえます。つまり、私たちの大部分は基本的にはA型かA型でないかどちらかであり、ユダヤ人かユダヤ人でないかを判定することが可能だからです。ちなみに私はユダヤ人ではなく、血液型はA型です。しかし、ユダヤ人だというのと血液型Aだという判断の間には実は大きな違いがあるというのが私の考えです。ユダヤ人はゆで卵やりんごのような自然な出自の通常の概念であるのに対して、血液型のA型は物理的な検査によってその当否を決定された人工的な規定に基づいているからです。

私たちが普段用いる「非科学的な」概念は、目の前にあるものがそれなのかそれでないのかは即座に分かるのだけれど、それを過不足なく定義することはできないという性質を持っています。たとえば目の前にボールペンを置いて「これはゆで卵ですか？」と尋ねて、「はい、ゆで卵です」と答える人は誰もいないでしょう。つまり私たちのほとんどはゆで卵がどんなものなのかすでに知っています。しかしそれなのに、ゆで卵とは何かという質問に答えようとすると今度は大きな困難に私たちは逢着します。

たとえば、ゆで卵とは、「茹でた卵」だと答えたとしましょう。そうなると、たとえばカエルの卵を茹でたらそれはゆで卵と言えるでしょうか。あるいは私たちはタラの卵を茹でたもの、あるいはボラの卵巣を茹でたものをゆで卵とは言いません。人の卵子を茹でたものもおそらくはゆで卵ではないでしょう。それから茹でるというのはどの程度のことを言うのでしょうか。たとえば一分くらい茹でた段階では、まだ白身はずいぶん透明で普通これをゆで卵とは言わないでしょう。いったい、卵が生卵から正真正銘のゆで卵に変貌する臨界点はどこにあるのでしょうか。

ユダヤ人についてもこれと同じことが言えます。たとえば何代目以前まで遡ってユダヤ人との親戚関係がある場合とか、遺伝子型の何割が共通しているとか（これは実際的にはユダヤ人の遺伝的多様性のために適用できないでしょうけれど）、あるいはヘブライ語を喋れるとか、どれをとってもその定義は決して私たちが通常行っている判断に過不足なく重なることはありません。ゆで卵さえ過不足なく定義することができない私たちが、ユダヤ人を過不足なく定義することができるはずがないのです。

血液型のA型はこれとは違います。それはこの概念の生い立ちと深くかかわっています。血液型は、たとえば「これはゆで卵だ」「あれはゆで卵ではない」という個々の事例から出発して形成されたゆで卵と違って、定義からまず出発しているからです。これは赤血球の表面に鎖状に付着しているいくつかの種類の糖の先端が、Nアセチルガラクトサミン（A型）かガラクトース（B型）のいずれで構成されているかによって決定されます。これは一九〇〇年にランドシュタイナーによって発見されたもので、現在に至るまで安全な輸血のための最も基本的な基礎知識となっています。

しかし血液型の場合にも、例外はあって、たとえばボンベイ型では、Nアセチルガラクトサミンも、ガラクトースも糖の鎖の先端についていないだけではなくて、通常であればすべての血液型の人が共通して持っているNアセチルガラクトサミンやガラクトースを根元で糖鎖に繋いでいるH抗原が欠けているため、検査結果はO型でも、O型の血液を輸血すると抗原抗体反応が起きて大変なことになることが知られています。それからA型の血液型を持つ人が、直腸がんや子宮がんになると、一部の方では血液がB型のようなふるまいをしてしまうようになることがあるそうで、例外を言うならば、このように血液型が通常の四類型のいずれかに確定できない方もごくまれにいらっしゃるということになります。

しかしこれは、ゆで卵が何かを私たちが構造的に確定できないのとはまったく違ったことです。たとえば何世代前からユダヤ人の血が混ざっていたらユダヤ人と呼ぶかというのは、投票とか政治的な思惑とかによってしか決めることができず、どのくらいのパーセントの白身のたんぱく変性が起こったらそれをゆで卵と呼ぶかを本当に決めようと思ったらおそらくはそれもゆで卵認定会議を開いて恣意的な線引きを行うことなしには難しいでしょう（もちろんそんなことにそれだけの情熱を傾けて会議を行う人はいないでしょうけれど）。

つまり私たちがふつうに使っている言葉には、物理的な明快な境界線を引くことの構造的な不可能性があるのです。これに対してボンベイ型や子宮がんのＢ型変容は、投票や話し合いでその線引きが動くことはありえない物理的な出来事です。医学的な「診断」という名称には、常にこの二種類の別系統の名称が混在し、特に精神医学における「診断」においてはしばしばこの二種類は混乱しながら用いられています。

では、ＡＤＨＤはどうでしょうか。たとえばユダヤ人と比べると、ＡＤＨＤは脳のスペックだという違いがあります。「脳」という物理的な存在をかませることで、科学的な響きが増す印象が加わります。少なくともゆで卵よりはずっと科学的な名称のように聞こえることは確かでしょう。さらに言うならば、ＡＤＨＤというのは、ランドシュタイナーと同じように特定の命名者がいて、現代精神医学の診断名をほぼ網羅したＤＳＭというアメリカ精神医学会が出版した用語集にも、この名称はその「定義」とともに収載されて権威づけられています。

そうである以上、これは、血液型がそうであるのと同じような科学的な名称ではないか、当然、私たちはそう感じがちです。しかし人工的に作られた名前が必ずしも「定義」から出発している名前だとは限らないということに留意する必要があります。定義から出発していると言えるためには、金本位制における兌換《だかん》紙幣のように、その実体を担保する物理的な裏付けが必要だからです。血液型には、糖鎖の違い、具体的には、A型ではNアセチルガラクトサミンが、B型ではガラクトースが糖鎖の末端についているという、定義を担保する物理的な裏付けがありました。では、ADHDの場合はどうなのでしょうか。

結論から言うと、ADHDには、ゆで卵と同じように明確な境界線はありません。つまり特定の個人を指さして、「この人はADHDだよね」ということは言えても、どこからがADHDでどこからはADHDではないのかの線引きは恣意的にしか行うことができません。専門家と言われる大勢の人が話し合って、だいたいこんなところだよねと決めたのが今の線引きですが、これは卵がどこからがゆで卵でどこまでが生卵なのか、ゆで卵委員会を立ち上げて多数決で（あるいは話し合いで）決めるのと同じものごとの決め方です。もちろんだからといって、これは決してADHDという診断名が役に立たないとか、意味がないとかという意味ではありません。

たとえば、ホテルに泊まって、朝食のバイキングで、卵が籠に入っていたとして、和食と洋食が両方チョイスできる状況で、「これはゆで卵なの？」という問いかけは有用な問いです。洋食をチョイスした場合、生卵では朝食に持っていくには適していないからです。そしてゆで卵と生卵の臨界点が分からないからといって、だいたいゆで卵だと判断されるものは、ほとんどの場合実際にゆで卵なのですから、実用には十分役立つわけです。それと同じで恣意的な線引きしかできないからといってＡＤＨＤという診断名が意味がないという議論は成立しません。ただ言いたいのは、現時点ではＡＤＨＤという「病名」は、ゆで卵という言葉と同じような構造をしているということです。そして、事の性質上、ある人がＡＤＨＤかどうかは、ある鶏卵がゆで卵かゆで卵でないかどうかよりは、もう少しみんなの意見は一致しないことも間違いないでしょう。

それでは、ＡＤＨＤが、Ａ型やＢ型と同じような、定義から出発する「科学的な」病名となるためには、どのような条件が必要なのでしょうか。あるいはそもそもそれは可能なのでしょうか。

ＡＤＨＤの脳科学といった成書には、ＡＤＨＤの発現機序を説明するたくさんの説明仮説が挙げられていますが、その中の有名どころの一つに、たとえば力動発達仮説(1)というのがあります。これは、私たちのやる気の元になる脳ホルモンであるドパミンの出方の違いからＡＤＨＤを説明する仮説です。この仮説はごく単純に言うと次のようにまとめることができます。

ドパミンのことをやる気ホルモンと、まあとりあえず言っておくとすると、このやる気ホルモンは、たとえば女性であればショーウィンドウで自分に似合いそうな可愛い服をみるとドンと出て、似たような服がうちにあるのにパッと買ってしまわせるように働きます。これは欲しいものや嬉しいことがあるとドバッと出るので間欠的ドパミン放出と言います。これに対して、似た服がうちにあるのだから今は買うのを我慢して、お金を貯めて彼といっしょにお店を開業するときの資金にしようと、長期的な見通しに立って自分を鼓舞するために恒常的に少しずつこのやる気ホルモンを出し続けるようなドパミンの出し方を、持続的ドパミン放出と名付けている人がいます。間欠的ドパミン放出を行う脳の部位は、中脳から中脳直近にある側坐核というところへ向けて出ている経路で、報酬系と呼ばれていて、これに対して、持続的ドパミン放出を行う脳の部位は、前頭葉のかなり前のあたりで、社会脳と呼ばれている部位です。

ＡＤＨＤの人ではこの社会脳の部分が他の人よりも機能が悪く、持続的ドパミン放出の量が少ないので、[2] 何か良いことを行ったときに褒めて報酬系を使ってドパミンを放出させてもその効果が長続きせず、タイムラグをおかずにたとえば「勉強をしたらその場ですぐにおやつをあげる」といった小まめな報酬系の刺激を続けないと良い習慣を形成することがなかなかできないのだ、というのがこの理論の大まかな理屈です。もっとつまらない形にさらに単純化すると、その場その場での損得や快感をつかさどる報酬系をコントロールする役割を果たす社会脳が脆弱なため、衝動性が抑えられないといった言い方もできるかもしれません。

では、ＡＤＨＤを、たとえば、社会脳不全症といったように定義することは可能でしょうか。社会脳不全症がＡＤＨＤとイコールで結ばれるなら、これは血液型A型と同じような定義による説明に近いと考えてよいでしょう。ＡＤＨＤに限らず、ＡＳＤにしてもＤＣＤにしても、発達障害は脳科学的説明との相性がよく、脳の画像のビジュアルを用いて視覚的に強い説得力を持って、脳の特定の部分に「責任病巣」を指さすことができるかのように解説されることが少なくありません。注意深くこうしたビジュアルを取り扱わないと、発達障害は、脳科学的に定義された欠陥状態なのだという俗説がきちんとした検証もないまま安易に流通することになりかねません。

医学の病名、あるいは医学における名前というのは、血液型のような「科学的」な名前の仲間入りをしたいという強迫観念に常にとらわれています。これはある意味正当な強迫観念で、後から取り上げるハンセン病などは、普通の名前から「科学的」な定義による名前に進化することで、ハンセン病の社会的スティグマに痛打を浴びせ、何万人もの人たちを救う手助けになりました。しかし他方で、こうした思考法が心の領域に無差別的に適用される場合、この種の科学的な装いを身にまといたいという促迫感は深刻な勇み足に結びつくことがあります。人間の特定の行動特性が、脳科学的あるいは遺伝的特性によって変更不能な形で規定されてしまっているという考え方を生物学的決定論と呼ぶとすれば、一九世紀のヨーロッパを席巻した変質学説は、その最初の大規模な思想運動の一つでした。

生物学的決定論が際立たせる「彼ら」と「我々」の分離

ごくかいつまんで変質学説を総括してみましょう。変質学説の発展には、必ずしも時間的な起承転結がそのようになっているわけではありませんが、ラマルクの遺伝理論[3]、モレルによる変質理論の提示[4]、ロンブローゾの生得的犯罪者論への応用[5]、ゴビノー[6]やノルドー[7]によるその世俗化と一般化の四つのステージを挙げることができます。

ラマルクの遺伝理論は、後天的に獲得された性質が、子孫にも遺伝的に引き継がれるというもので、この原理を支柱として、モレルは変質学説を組み立てたのですが、それは、第一世代が汚染物質あるいは嗜癖物質などに暴露されると、第二世代はてんかん、神経衰弱、性倒錯、ヒステリーに罹患しやすくなり、第三世代に至って、精神病が出現、第四世代で重篤な知的障害に至り子孫が生まれなくなるというものでした。ロンブローゾは、犯罪者の一部にはこうした変質の過程にあって（第二・第三世代）、特徴的な身体特徴を有し、生得的に犯罪への傾向性を持つものがいると主張しました。ゴビノーやノルドーといった人たちは、モレルやロンブローゾが、とりあえずは価値判断から独立した、中立的な姿勢であったのに対して、それぞれの性向に沿う形で変質学説を応用し結果としては若干センセーショナルに脚色し、大衆的なベスト・セラーを物すことで、こうした考えの一般への流布と世俗化に貢献しました。

変質理論は、ダーウィンの進化論によってその最も基本的な理論的根拠をモレルの著作の刊行から二年後にはすでに失っていたにもかかわらず、フランスでは政府によって公認されて保健行政に取り入れられ、ドイツでも現代精神医学の父、エミール・クレペリンに擁護されていて、大衆受けする単なる俗説の域を遥かに超えた深刻な影響を社会に与えることになりました。変質学説は、混血により変質が促進され、それが西洋文明の頽落をもたらすといった考えから、さらに変形した形でナチスの優生思想および劣等種の根絶の思想につらなって行きます。

変質学説のような生物学的決定論において特筆されるべきなのは、「彼ら」と「我々」という形で、特定の形質を持つ人たちを「我々」とは何らかの生物学的指標によって分離されうる別の「種」だと考える点にあります。これは精神分析のような、私たち人が人となる過程で共通して獲得するいわば心の文法とでも言える法則からさまざまの私たちの行動を読み解く、という考えとは極めて対照的です。

フロイトは、シャルコーのもとでパリで研修を受けていた時に、当時パリで名声を博していたノルドーに会うべきだとの勧めで邂逅しています。ドレフュス事件前夜であり、双方ともユダヤ人であるという共通点もあったにもかかわらず、フロイトはノルドーについて全然評価できなかったと言われています。思想の系譜という点からするならば、当然それはそうあってしかるべきことであったようにも思えます。

現在、正規の教育を受けずに、種々の発達障害、特にＡＳＤという言葉が用いられる場合には、意図的か意図的でないかは別として、こうした生物学的決定論が含意され、「我々」とはコミュニケーションができない異質な「種」というニュアンスが色濃く投影されていることがまれではありません。これが言葉の誤用であることは間違いないのですが、疾患あるいは障害があるということと、生物学的決定論に基づいて特定の形質を持つ人たちを、「我々・人」から除外してしまうことが、実際にはどのような関係になっているのかを、もう少し考えてみたいと思います。というのは、こうした誤用はたまたまそうなったのではなくて、先ほど少し触れたように私たちの物事の認知の仕方の性癖と分かちがたく結びついているようにも思えるからです。

まずは、単純に手足を損傷した場合のことを考えてみましょう。たとえば傷痍《しょうい》軍人の場合はどうでしょうか。傷痍軍人という言葉は今ではほとんど昭和の死語だと思うのですが、五〇年以上前に、母に手を引かれて歩いていた時に、片方の足がなくなった軍服姿の壮年の男性が、松江市の当時の大橋という橋のたもとで、立った姿勢で物乞いをしていた光景が私の場合には原体験としてこの言葉と結びついています。子供の私にとっては、右足なり左足が欠損していてなくなっているということがよく理解できていませんでした。「ショウイグンジン」というのは、足や手が欠けているということとともに、その時のその元軍人さんの服装や橋のたもとの位置取りなど、すべてが混然と一体化したひと塊の固有の情景全体として私には記憶されていて、おそらくそれは当時松江では珍しかった「ガイジンサン」と同じようなジャンルの言葉として子供の私には立ち現れていました。

当時のもう一つの記憶を参考のために挙げておきたいのですが、近所に住んでいたたぶん四～五歳の女の子が（私は五～六歳の幼稚園児だったように思うのですが）、外でおしっこをしていて、その後、裸のまま歩いていたために、ありありとその下半身が見えていて、そこにペニスがないのに気づいた私は、ペニスを股の間にわざと挟んでいるのだと思い、「どうしてそんなふうに隠しているの」と少し詰問口調で尋ねたのを覚えています。彼女はちょっと当惑して「隠してない、隠してない」と一生懸命に答えていましたが、私はどうして嘘をつき続けるのかと憤慨していました。つまりすべての人が自分と同じ身体特徴を持っていると当時の私は思い込んでいて、女性にはペニスがないということを理解していませんでした。

当時の私にとっては、ショウイグンジンとガイジンサンとペニスのない女の子は、同質の不可解な出来事として体験されていたように思います。幸いなことに、当時の私の周囲の大人たちのお陰で、この不可解で了解のできないという感覚は、特定の価値判断が練りこまれて何かもっと大きな体系化した考えへとそれ以上展開することなく、単なるその場かぎりの小さな違和感のままに留まり、最終的には化石のような遠い記憶として今はそこにただあるだけです。しかしこのことは、当時の私が、自分の体およびよく見る周囲の人たちの体を参照枠にして、新たに出会った人たちや出来事を判断しており、そのプロトタイプから微妙にはずれるものに対して、かなり鋭敏に反応していたということを示しているように思えます。女性の下半身を、おそらくその当時それほどまじまじと見る機会がなかったか、あるいは見ていても否認していたのかはわかりませんが、少なくとも五〜六歳の私の原始的な感覚では、人の体にはペニスがすべてついているものだと思っていたことをこの記憶は例示しているように思います。

内的な変質を可視化する

たとえば、変質理論では、ロンブローゾの生得的犯罪者論でもそうですし、混血による変質の促進仮説でもそうですが、特定の身体的特徴が特定の内的な特性に紐づけられる症候なのだという主張がしばしばなされることになります。たとえばロンブローゾではこの内的な特性は犯罪傾向になるわけですが、特定の内的特性を本当に外見的特徴に紐づけることができれば、心という見えないものの特徴を可視化できるわけですから、歴史的には人工的に特定の内的性質に対して外見的特徴を刻印する試みはしばしば行われてきました。

たとえば古代ギリシアやローマでは、奴隷には刻印が施され、この刻印はギリシア語でスティグマといったわけで、これが特定の病気を社会的な価値判断と結びつけるシンボルにしてしまうスティグマの語源です。こうした刻印は必ずしも実際に身体に刻み込まれたものだけではなくて、たとえばホーソーンの小説『緋文字』の主人公、ヘスター・プリンが姦通の罪を償うため、姦婦「adulteress」を意味する「A」の緋文字を刺繡した服を一生着ることを強いられたといった例は、身体に焼き印のような形で刻まれてはいないものの刻印の一種でしょうし、あるいはもっと大規模なものでは、ナチスの強制収容所での複雑な紋章制度もその例です。ユダヤ人は黄色の三角形が二つ重ねあわされた星形の紋章を常に身に着けるようにナチス占領下で強制されたのはよく知られています。ただ、こうした制度は、八～九世紀のイスラム世界でも、一三世紀の中世ヨーロッパ世界でも異教徒に対して繰り返し行われているので、ナチスの専売特許ではないとも言えます。もっとも劣等種の判別という変質理論を背景に持つナチスの強制収容所では、精神障害者とレズビアンも収容され、黒の逆三角形の紋章を付けられていましたが。

こうした刻印は、見えないもの、あるいは見えにくいものを明確に境界づけることができるようにするための装置だといえますが、見えるものと見えないもの（あるいは見えにくいもの）の例をもう少し考えてみたいと思います。たとえば、目の前にあるものがりんごかどうかは相当の確率で、大多数の人が判断に迷うことは少ないでしょうし、その判断は一致するでしょう。では、目の前にあるものが西洋タンポポか日本の在来種かを判断しなければならない場合はどうでしょうか。正解の一つは、花弁を支えるガクが反り返っているかどうかなのですが、目の前のものがりんごかどうかよりも判断が単に若干複雑になっただけで、一見この二つの操作は同じ営みのようにも見えます。しかし、そこで行われている判断には、実際には大きな質的相違があるというのが私の考えです。

りんごの方には、実際のりんごだけではなくて、りんごの刺繍とか、りんごジャムとかあらゆるものにおいてりんご性を問題にできるような広がりがあります。西洋タンポポではなくて、タンポポを問題とした場合には、りんごと同じような広がり方が可能です。さらに、すでに触れたように、りんごにしてもゆで卵にしてもタンポポにしても、ここにそれがあってそれが指さしできる状態であれば、それがそれでないかそれであるかはたちどころに原則的には判別できるのに、それが何かを言葉では定義しきれないというあり方をしています。これに対して、西洋タンポポが西洋タンポポである根拠は、ガクの反り返りという一つの定義にあります。

つまり、タンポポやりんごは、さまざまの個々のりんご体験、タンポポ体験のメジアンであって、いくつものタンポポ体験の集積体であるのに対して、西洋タンポポには、すでにその概念のうちに定義が入り込んでいて、定義抜きにはそれをそれと同定できないという点で、根本的な質的相違があると考えるわけです。

見えるものと見えないもの（あるいは見えにくいもの）の違いをさらにもう少し考えてみたいと思います。ここではタンポポは見えるもの、西洋タンポポは見えないものということになります。西洋タンポポはどう見ても見えるではないかと当然のことながら反論があるでしょう。慣れると遠目からでも、たいていは西洋タンポポは大柄で、在来種のタンポポはちょっと華奢なので、なんとなく違う印象もあるのですが、確実な判別のためにはやはり花弁をひっくり返してガクが反り返っているのかどうかを確認しなければなりません。他方で、タンポポをタンポポ、りんごをりんごだと判別するために、私たちはりんごをひっくり返してりんごの印を探したり、あるいはりんごの糖度を測ったりする必要はありません。確かに、食べてみたらバナナの味がするりんごがあったら、私たちはそれをもうりんごだとは呼ばないのかもしれませんが、おおよそ、私たちがりんごだと思ったらそれはりんごであるように私たちの世界は構成されています。

ひっくり返してしかそれがそれであることが確認できない西洋タンポポのような分かり方を、とりあえず私たちは「説明」と呼び、そうした何か一つの（あるいは複数の）目印ではなくて、私たちのそれに対する体験全体のメジアンからそれがそれだと分かるような分かり方を私たちはとりあえず「了解」と呼んでおきたいと思います。そして私たちの理解の文脈では、了解的な分かり方は、「見えるもの」に、説明的な分かり方は「見えないもの」に対応しています。

タンポポと西洋タンポポにおける私たちの判断のこの違いは、一部の好事家を除いてはおそらくは誰も関心も興味も持たない事柄であろうことは論を待ちませんが、たとえばこの議論を、ユダヤ人を見えるものの文脈で考えるか、見えないものの文脈で考えるかというように問い直すと、この違いが時に死活的な問いとなりうることが分かります。

私たちが西洋人であれば、私たちはそれぞれの私たちの来歴において、ユダヤ人とはどんな人たちかを知っていて、それはお互いおおよそ一致はするはずなのですが、しかし、それぞれの来歴の違いによって、微妙にユダヤ人とはどんな人かという概念はずれることになります（日本人と中国人を念頭においてもらえば日本人の読者にはもっと想像がつきやすいかもしれません）。なぜなら、おのおのの異なった人生における異なった体験において集積された「ユダヤ人」体験の総体のメジアンが、私たちのそれぞれにおける「ユダヤ人」の鋳型になるからです。しかもこの鋳型は同一の人の内部においても刻々とわずかずつであっても変化し続けます。それに対して、西洋タンポポ的、血液型的にユダヤ人を定義できて、ユダヤ人とは何かが説明できれば、ユダヤ人は誰にとってもいつも同じになるはずです。

変質学説を一つの理論的背景としてユダヤ人を根絶する必要があるのだと、もしナチスが真剣に考えていたのだとしたら、ユダヤ人は当然、科学的に説明されなければなりません。つまり「見えるもの」としてユダヤ人を了解するのか、「見えないもの」として説明するのかは、ここでは死活的な問いなのです。

余談なので、聞き流してもらうとよいのですが、この問いは、中世の普遍論争に登場する哲学者、アヴィケンナの馬性の格率と深くかかわる事柄だと思います。つまり、馬性はどんなに定義しようと思っても、定義されてしまうとそれはもう本来の馬性に過不足なく対応することはできなくなる、というのが馬性の本来の性質なのだというのが、アヴィケンナの馬性の格率なのですが、まったく同様に、ユダヤ人性も、ゆで卵性も、りんご性もそもそも定義という接近の仕方では構造的につかみ取れないようにできているからです。

馬性を定義してしまうと起こること――アーリア条項

さて、「ユダヤ人」を定義するという試みの発端は一九三三年に制定された職業官吏再建法にありますが、第一次世界大戦後ナチスが政権を取り、ユダヤ人迫害のプロセスの中で、どのようにユダヤ人という輪郭が法的に形作られていったのか、それを知るのに格好の参考書籍が芝健介さんの『ホロコースト』（中公新書）です。(8) ここでは、そこで述べられていることを参考にしながら見ていきたいと思います。

この法律の第三条で「非アーリア人」を公務員から追放することになったのですが、肝心の「非アーリア人」（実質的にはユダヤ人）とは何かの定義がこの法律には欠けていました。法律はそもそもその対象をきちんと定義できなければ、法律として成立しませんから、ユダヤ人を定義することは、当然、ナチスにとって喫緊の課題となります。このため、ヒトラー内閣の内務大臣ヴィルヘルム・フリックが提起していた「ユダヤ人とは『宗教』ではなく、『血統』『人種』『血』が決定的であり、ユダヤ教信徒共同体に属していなくても、『ユダヤ人性』を問い追及できる」という解釈を、職業官吏再建法暫定施行令第二条に盛り込むことになります。それは次のようなものだったと言います。

非アーリア人とは、非アーリアの、わけてもユダヤ系の両親、祖父母の系統を引く者で、両親・祖父母のうち一人が非アーリアであれば十分である。特に両親の一人あるいは祖父母の一人がユダヤ教信者であれば、ユダヤ人とみなしうる。

「非アーリアの、わけてもユダヤ系の」と、この法律の対象がユダヤ人のことであることが明言されていますが、これが「アーリア条項」と呼ばれるもので、これがその後のユダヤ人性の定義の出発点となります。

そもそも血統・人種・血が決定的だと言っておきながら、この定義にはユダヤ教徒であることが用いられていて、はじめから首尾一貫性に欠けているわけですが、それをとりあえずは棚上げするとしても、定義というものに必然的に伴う問題が、定義をするやいなや、それを実際に施行しようとすると生じてきます。つまり、先ほどのゆで卵の例のように定義を行うと必ずそこには境界あるいは辺縁が現れて、定義を揺るがすということです。

ユダヤ人性の濃度という考えが、このアーリア条項を起点として生まれました。すなわち、ユダヤ人性の濃度が高い順に、「完全ユダヤ人」、「第一級混血ユダヤ人（二分の一ユダヤ人）」、「第二級混血ユダヤ人（四分の一ユダヤ人）」という概念が提議されます。

ドイツ国防軍もアーリア条項を受け入れることになりますが、兵役に関して現実的な問題が出てきます。「完全ユダヤ人」と「第一級混血・第二級混血」までユダヤ人に入れると、三〇万八〇〇〇名を兵役対象者から排除しなければならず、さまざまに新たな規則を設けることによって兵役対象者を確保しようとする事態になりました。

その結果、誰がユダヤ人かという境界は、その都度のナチス政府の都合によって大きく左右された

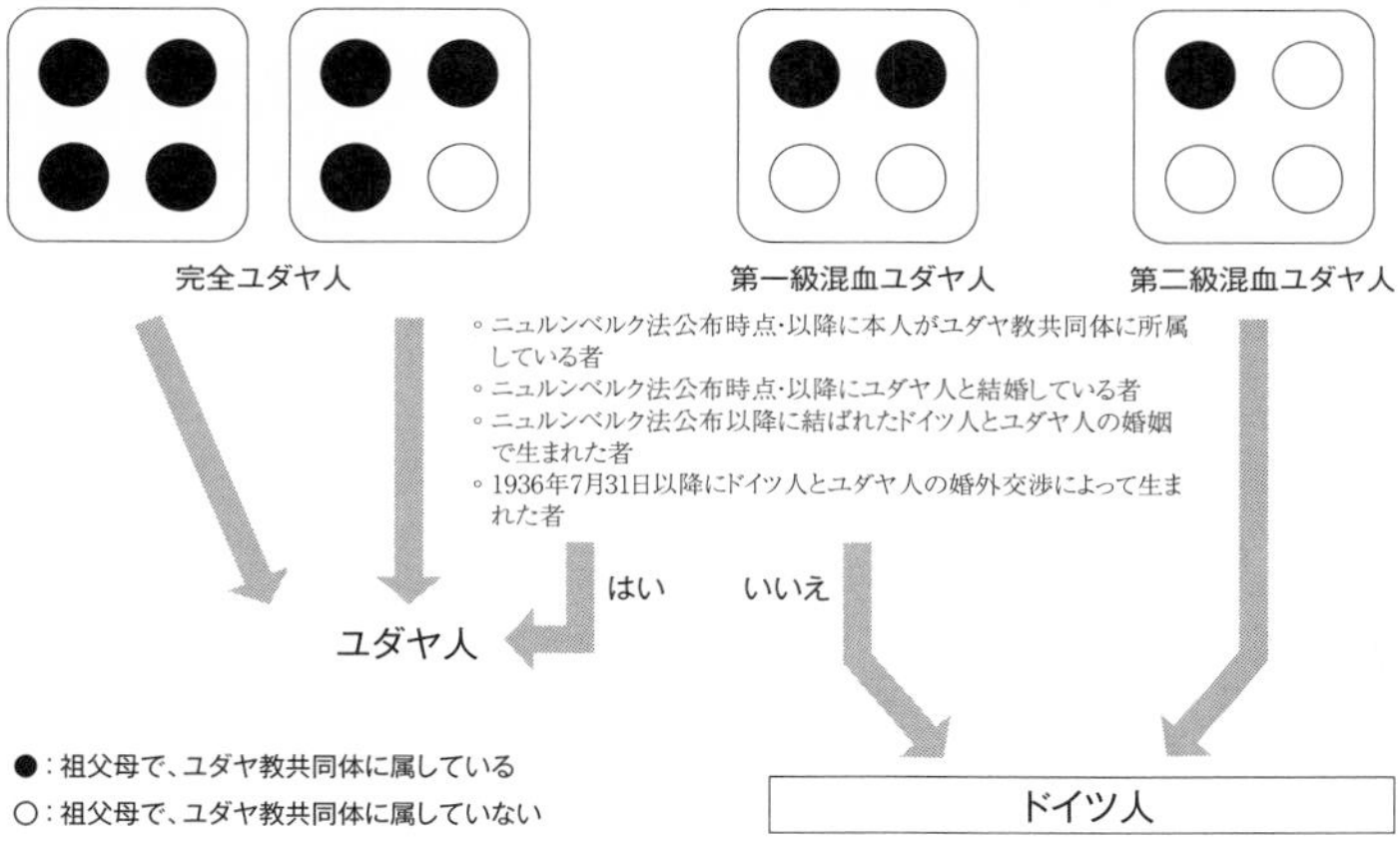
完全ユダヤ人
第一級混血ユダヤ人
第二級混血ユダヤ人
◦ニュルンベルク法公布時点･以降に本人がユダヤ教共同体に所属している者
◦ニュルンベルク法公布時点･以降にユダヤ人と結婚している者
◦ニュルンベルク法公布以降に結ばれたドイツ人とユダヤ人の婚姻で生まれた者
◦1936年7月31日以降にドイツ人とユダヤ人の婚外交渉によって生まれた者
はい
いいえ
ユダヤ人
ドイツ人
●：祖父母で、ユダヤ教共同体に属している
○：祖父母で、ユダヤ教共同体に属していない

図2

のです。ヒトラー本人も含め、さまざまのナチス高官がさまざまの定義に従って、しかも同一個人の内でさえ揺れ動く形で、変転極まりなく多くの提案が為されることになります。

こうした混乱といろいろな提議は、一九三五年のいわゆる「ニュルンベルク人種法」によって集大成されます。ニュルンベルク人種法は、「ドイツ国公民法」と「ドイツ人の血と名誉を守るための法」の二つからなりますが、職業官吏再建法がそうであったように、やはりユダヤ人の定義が法律の条文の中にはなかったため、再び、「ドイツ国公民法暫定施行令」によって実務遂行上の補足がなされることになります。ユダヤ人の範囲はより細かく規定され、アーリア条項よりもその範囲は若干狭められたため、ユダヤ人たちの間には、自分たちへの処遇の悪化はニュルンベルク人種法で底を打ったのではないかとの安堵感も広がったと言われています。

ドイツ国公民法暫定施行令におけるユダヤ人の定義は、図2に示したようになります。この分類での「完全ユダヤ人」で同時にユダヤ教徒であるのは、一九三七年の統計でおよそ四七万五〇〇〇人、非ユダヤ教徒のユダヤ人は三〇万人、「第一級混血ユダヤ人」と「第二級混血ユダヤ人」合わせて七五万人とされています。図示しなければ到底理解できないような煩わしい規定だということだけは誰の目にも明らかでしょう。

一連の法律におけるユダヤ人の定義の恣意性は明らかです。たとえば、ニュルンベルク人種法施行前に駆け込みでユダヤ人の配偶者と離婚した場合には、アーリア条項は適用されないことになったり、一九三五年までにユダヤ教を放棄していれば、祖父母のうち二人がユダヤ人であっても、ユダヤ人とは規定されない上に、ヒトラーが名誉アーリア人という称号を自分の関係者に与えたりしています。

ユダヤ人の「定義」の嚆矢《こうし》となったヴィルヘルム・フリックの「アーリア条項」の理念は、宗教ではなく、血統だったはずです。しかし、そもそものアーリア条項においても、現実的にこの条項を運用しようとするや否や、ユダヤ人かどうかの判別には、結果としてはユダヤ教徒であるかどうかという血統とは無関係の事柄を判断基準とせざるをえませんでした。ニュルンベルク法でも、ユダヤ教徒であるかどうかという文化的な選択が明示的にユダヤ性の判定に用いられています。そもそも遺伝学的な血統としてユダヤ人を正確に定義することなど全ゲノムの判読が可能となった現在でもできないのですから（あるいはユダヤ人というものの遺伝学的な多様性を考えるなら実質的に不可能だということが証明されているとも言えるのですから）、現実問題として物理的には、ユダヤ教を信ずる人がユダヤ人といった定義しかユダヤ人の定義はしようがないわけです。しかし、それではユダヤ人との混血がドイツ民族を劣化させてしまうというユダヤ人を根絶やしにしなければならない本来の理由とは整合性がなくなってしまいます。

つまりユダヤ人をきちんと定義しようとするとユダヤ人を根絶しなければならない理由と矛盾してしまう、逆にユダヤ人を定義できなければ誰を根絶すればいいのか分からなくなるという千日手のような堂々巡りに彼らの理屈は陥っているのです。

人がなたを手に持ち人を殺す時には、のっぴきならない憎しみかあるいは狂気、あるいは自身の存続が脅かされるような利害関係の存在が前提となります。ドイツの一般大衆のユダヤ人に対する憎しみはおそらく、その範疇でかなり説明ができるのかもしれません。さきほど少し触れたようなコスモポリタニズムやグローバリズムにより希薄になってしまった自身のアイデンティティおよび現在の経済的・社会的苦境から生まれる、ユダヤ人さえいなくなれば今の苦しさから救われるのではないかというファンタジーは、人を殺すのに十分な理由におそらくはなるのでしょう。しかし、ヒトラーを始めとするナチスの幹部は本当にユダヤ人性を自身の存続を脅かす存在として憎んでいたのかどうかはかなり怪しいところがあります。なぜなら、ユダヤ人性とは何かということについての彼らの考察の不徹底さ、浅さ、あるいは場当たり性にはすでに触れたように特筆すべきものがあるからです。

たとえばヒトラーの専属料理人エクスナー夫人やヒトラーの母親が世話になったブロッホ医師の例に見られるように、ヒトラーが真剣に自己の存続をかけてユダヤ人性というものを憎んでいたのだとしたら、少なくともブロッホ医師とその家族やエクスナー夫人とその家族を救った時に、大きな葛藤を抱いたはずですし、ナチスの高級官僚たちも、わずかでもユダヤ人性があれば国家の存亡をかけてでもそれを根絶やしにしようと思ったに違いありません。[9] あるいは彼らにとってはユダヤ人に対する憎しみといった感情は基本的には重要ではなくて、純粋に変質理論の延長線上で、一定以上の濃度にユダヤ人性が濃くならず、ユダヤ人性が時間をかけて薄まればそれでいいのだと冷静に考えていたという可能性も考えられるでしょう。しかしその場合でも、そもそものユダヤ人性の定義の大本をユダヤ教徒であることに置いてしまっては、元も子もないことは火を見るより明らかです。

繰り返すようですが、彼らの論理を最大限に尊重して考えてもどうして、何のためにユダヤ人を絶滅させなければならないのか、根絶しなければならないユダヤ人の血統とは何なのかが少し論理をつきつめただけで霧散してしまうのです。ハンナ・アーレントの悪の凡庸さ[10]という命名はなかなかに秀逸です。

反・説明としてのドゥルーズの内在平面

もう少し考えてみましょう。ユダヤ人を公職追放することと、エボラ出血熱に罹患《りかん》した人を隔離することはどう違うのでしょうか。一つにはエボラ出血熱は、隔離をしなければ感染を引き起こし、多数の死傷者が出てしまうという厳然たる事実があります。そして、エボラ出血熱はそれが何かを定義することが可能です。

ではハンセン病はどうでしょうか。ハンセン病は、一八七三年にノルウェーのアルマウェル・ハンセンが発見した、らい菌による感染症で、皮膚のマクロファージや神経細胞内にらい菌が寄生することにより感染することが今では分かっています。そういう意味で、ハンセン病も今では定義可能だと言えます。そして、一九四三年にアメリカのガイ・ヘンリー・ファジェットにより、ジアフェニルスルフォンを水溶性にしたプロミンの効果が確認されることで、治癒する疾患となりました。さらに現在では、WHOによるジアフェニルスルフォン、リファンピシン、クロファジミンの三種混合療法によって、撲滅可能な疾患となっています。大人から大人への感染がまれであること、リファンピシンを服用している場合に感染性はなくなること、感染には通常は濃密で反復した接触が必要なこと、しかしながら潜伏期間は長く、数年から時には数十年に及ぶ場合があることが知られています。

私が最初に強烈にハンセン病について意識したのは、一本のテレビドラマを通してのことです。若い女性がハンセン病だと誤診され、隔離体験を経て、誤診が分かり隔離を解除され、家に戻るが、隔離されていた人たちとの交流を通じて、ハンセン病の施設で働くために再び島に戻るといったストーリーでした。私の記憶では若い時の大空眞弓さんがヒロインで出演していたような記憶があるのですが、調べてみてもそれに該当するようなドラマは見つからず、本当にそんなドラマがあったかどうかも確認できていません（私は絶対に見た記憶はあるのですが）[11]。

ハンセン病（あるいは当時はらい病と呼ばれていた疾患）について、小学生の私（もしかしたら中学生だったかもしれませんが）は、それまでも断片的にその言葉を聞いていて、非常にぼんやりとして漠然とした、厚みのないハンセン病のイメージを持っていたように思います。痕跡的な記憶なのですが、ちょっとした痣《あざ》が実はハンセン病の徴候なのかもしれない、自分の小さな痣もその徴候で、自分も隔離されるのではないかと神経症的な恐れを抱いていて、そしてヒロインがもう一度島へ向かうと決めた決意を、信じがたいほどの英雄的な行為のように感じ、自分はとてもそんなことはできないと感じていたことも覚えています。つまり子供の私のハンセン病観は、それは世間から遮断されてしまう疾患で、それに感染する危険がありながら、そこへと向かうヒロインの決意に自分にはできない偉大な英雄性を感じたということになるでしょうか。

しかし、そもそもハンセン病はすでにこのドラマの放映時には治癒可能な疾病となっていて、しかもリファンピシンが投与されていればほぼ他人には感染しないわけですから、当時の私にとってのハンセン病は、物理的なハンセン病とは食い違っていたことになります。つまりは、小学生の時の私の心の目に見えていたハンセン病と物理的に定義されたハンセン病が食い違っていたということです。

タンポポと西洋タンポポ、小学生の私の心の目に見えていたらい病とらい菌の皮膚マクロファージ寄生によるハンセン病、ユダヤ人とアーリア条項によって規定された完全ユダヤ人、ここまで考えてきたこれらの間の違いを整理するために、ここで、ドゥルーズの内在平面という言葉を持ち出してみたいと思います。ドゥルーズの内在平面は、アヴィケンナの馬性と非常に近い関係にあります。かなり粗く要約すると、内在平面とは、個々人のそれぞれの対象に対する体験が集大成されたその集合体であって、そのメジアンに近いところに形成されるプロトタイプと言葉が結びつけられたものが、私たちの日常で使う概念なのだと考えると良いように思います。

内在平面は、このプロトタイプを生み出す体験の集合体の方を指します。たとえばタンポポであれば、死んだうちのウサギのうさが春になるとむしゃむしゃ食べていたあれとか、残すと怒られるので机の中に押し込んで隠していた給食のパンを、休みの日に学校に侵入して取り出して裏山に捨てに行ったときに点々と咲いていたあれ、あるいは、タンポポなのにどうして秋にまだあるんだろうとふと思ったあれ、こうしたさまざまのタンポポとの邂逅の集積が、内在平面であって、この体験にタンポポという言葉は根付いているわけです。しかし今ここで新たなタンポポに出会い、タンポポを名指すたびに、その都度、それは規定しなおされ、空想の中であれ実物であれ今ここでタンポポに出会うときにしか現勢態としては現れない何ものかでもあります。これは裏返すとガクが反り返っていることで判別される西洋タンポポの成り立ちとは異なる成り立ちをしています。内在平面というのは、この本の中で私たちが確認してきたこうした事柄のことだと、ここでは理解しておきたいと思います。

ハンセン病の場合、小学校の時に私の中で形成されていた内在平面のうちには、ハンセン病に罹患した人たちが強制的に隔離されていたこと、何かのちょっとしたきっかけで自分もハンセン病を取り込んで感染するのではないかと恐れていたこと、そしてハンセン病と誤診されて人生のすべてが変わってしまった大空眞弓さん（あるいは大空眞弓さんに似た誰か）が演じたドラマ、それらの総体が私のハンセン病観を成立させる内在平面を作っていて、それが私のハンセン病への偏見の源泉ともなっていたわけですが、ハンセン病が物理的手段でもって定義され説明されることで、この内在平面はかなり劇的に変形されました。

石田三成が茶会の席で、ハンセン病を患ってしかもかなりの重症だった大谷吉継のよだれが垂れた茶を飲みほしたというのは有名な話ですが、最初に読んだ時には信じられない思いでそれを読みました。しかし、ハンセン病の感染性の実態を知った今では、それがどうしても利害損得上必要なことであれば自分でもできそうな気がします。

たとえば、ユダヤ人が憎い、あるいはユダヤ人が怖いという気持ちは、本来であれば自身の個別のユダヤ人体験に遡りうるはずです。そして、自身のユダヤ人体験の集大成から、まずは目の前の人がユダヤ人なのかどうかを判断し、その後で、目の前に存在するユダヤ人性に対してどう振る舞うのか、無視するのか、悪口を言うのか、あるいは殴りかかるのかはその内在平面に支えられて決まるはずです。しかし私のハンセン病体験が、実際にハンセン病に罹患した人に対する体験から成立したわけではないように、当然のことながらユダヤ人体験あるいはユダヤ人内在平面もさまざまの社会的なプロパガンダにコンタミされて、そのアマルガムとして存在していることは間違いありません。しかしユダヤ人を心から憎いと感じ、自らの内在平面を深掘りして、ユダヤ人におけるユダヤ人性の何が自分は憎いのかを突き詰め始めると、実際には、ユダヤ人とは誰なのか、自分が憎いと感ずるユダヤ人性とはいったい何なのかは元の形ではとても支えきれなくなって大きく変貌していくはずです。

ヘイト・クライムが常に凡庸さを免れないのは、憎しみに目がくらんでいるからではなくて、自らの憎しみに留まり、憎しみを見据えて徹底して深掘りし、それを突き詰めきっていないからです。ほんの少し突き詰めるだけで、個々のユダヤ人は存在していても、法律で名指すことができるようなユダヤ人一般は存在せず、ただ恣意的・操作的にその範囲を定めることができるだけだということはたちまち明らかになることですし、中途半端に思考を停止するからこそ、ヘイト・クライムに留まることが可能だからです。

人はゆで卵のように分かってしまわれると不快になる

さてここで最初の議論の特定の疾患だと「診断される」ことのインパクトにもう一度戻りましょ

う。もう少し言うならば、特定の疾患だと診断されることで、自分がどのような人間かということがどの程度規定されてしまうように感じられるのかを考えてみたいと思います。まずは私の人間スペックのことをもう一度材料として考えてみましょう。

①　私は精神科医です
②　私は牡羊座です
③　私はA型です
④　私はADHDです
⑤　私はDCDです
⑥　私は日本人です
⑦　私は英語がまあまあ喋れます
⑧　私は大学教授です
⑨　私は父親です
⑩　私は島根県人です
⑪　私はお腹がすいています
⑫　私の歯からは脂分が抜けて割れています

⑬　私の左親指の付け根の関節は昔から緩くなっています
⑭　私は男です
⑮　私は右利きです
⑯　私には尿管結石があります
⑰　私は詩人です

　この中で、通常、診断と言われているスペックは、尿管結石とＡＤＨＤとＤＣＤでしょうか。この私のさまざまのスペックのうちで人が私をそのように見たときに、どのスペックがどのように感じられるのかを考えてみたいと思います。

　たとえば「尿管結石があるんですか？」と驚かれたとした時に、それほどの感情は私の中には起きません。男、島根県人、右利きもそうです。たとえばタクシーの運転手の方やごく久しぶりに会った同窓生に「何科の先生ですか」と尋ねられた時など、相手が外科とかもっと医者らしい医者を期待している場合には、「精神科」というのにわずかに抵抗感がある場合もあります。ただ、それは「髪染めているんですか」と聞かれた時の抵抗感と同類のものです。うちの家系は代々髪がなかなか白くならない家系で髪を染めたりはしていないのですが、口ひげが白いので「髪を染めているのにしていないと言い訳をしていると思われてはいまいか」といった考えが時々思い浮かび、さらに「まあ、どう思われてもどうでもいいか」とも思いなおし、それで話題を終わりにするのですが、わずかに実際の自分の身体スペックと自分の身体スペックに対する自分のスタンスを誤解されてしまったような抵抗感が残ります。

たとえば、ドイツ留学中に、何かのきっかけで同郷の島根県人に会ったとしましょう。そして共通の知り合いがいたとしたらとても盛り上がる気がします。同じようなことがＡＤＨＤでも起こります。某有名大学の医学部の教授とちょっとしたきっかけで知り合いになる機会があって、いっしょに旅館に泊まる機会があったのですが（これは浴衣のＭ教授とはまた別の人です）、いかに自分がひどい忘れ物をしたかをお互いに競い合って一晩盛り上がりました（外国で飛行機に乗りこんでから待合いに忘れ物をしているのに気づいて大騒ぎをしたことがその人にも私にもあって、私はジャケットをその人はパソコンを忘れていて、それをいかにして取り戻したかというちょっとした冒険譚などなど）。そのあくる日にタクシーでいっしょに出発したときに、まるで受け狙いのようにその教授が自分のパソコンかｉＰａｄか何かを旅館の部屋に置き忘れて来られて引き返さなくてはいけなくなり、自分よりも重症の人がいるんだとさらに盛り上がりました。あまりにも盛り上がっていたので、もう一人別の同行者が「私もそうなんですよ」と参加しようとされたのを私たちは制止して、「いや、先生は違いますよ」と言ったりもしていました。

このＡＤＨＤ談義は仲間内ではたいていはかなり盛り上がります。しかし、先ほど紹介したように製薬会社主催のＡＤＨＤの講演会を聞いた後に、「いやー、私もＡＤＨＤだもんですからお聞きしたいんですが」と講演会終了後に、当事者として講演をした方に尋ねると、かすかな当惑の表情が相手方に浮かぶのをしばしば感じます。そしてこの当惑を通して彼ないしは彼女の中に形成されたであろうように感じられる「私の像」の変化が引き起こす余韻は、この章の冒頭で紹介したようにわずかに不快感の方に傾いた違和感というように名付けることができるような気がします。ちょっと穿ちすぎになるのでしょうが、そこには「医療者向けの講演会に来て、当事者として質問するのはルール違反じゃないの？」といったニュアンスもおそらくはあって、いつものように失敗談をいっしょに笑いあうといった雰囲気にはならないのです。

髪を染めているんじゃないかという目でまなざされることの違和感と、ＡＤＨＤだとまなざされることの違和感は、同質のものでしょうか。それとも違うのでしょうか。私のどのスペックは「私」に深く侵入し、どのスペックであればそうでもないのでしょうか。

とりあえず簡単に思いつくのは可視的かどうか、あるいは一過性の状態か持続的性質かということあたりでしょうか。可視的なスペックは、自分の専有物というわけではなくて、外部からの自分へのラベリングになります。たとえば、私が女性専用車両に乗れば、当然のことながら眉を顰《ひそ》められるということになります。中国の鄭州でちょっと洒落たカフェに入ったときに、喫茶店の若いウェイトレスは、私が英語で話しかけると驚いたような顔をして、その後、ちょっとはにかんだ顔でコーヒーとケーキを運んできて、ニコッと笑って「Welcome to Zhengzhou」と言ってくれました。最初に、私の外国人性（実際には日本人性）は彼女には明らかではなかったけれど、その後のやり取りで明らかに中国人ではないと分かったわけです。ありがたいことに、彼女たちは友好的で、若干好奇のまなざしはあったものの、その視線は好ましいものでした。

興味深いことには、先に挙げた私のスペックの大部分、すなわち、血液型A型、尿管結石持ち、左親指の付け根の関節が緩い人、歯から脂分が抜けている人、右利き、ADHD、DCD、英語がまあまあ喋れる、牡羊座、日本人、島根県人、精神科医、大学教授、詩人は、いずれもとりあえずは常に可視的なわけではなく、必要があれば自分がそうであることは何らかのテストや証明書でそれを示さなければならない事柄です。これに対して、可視的なスペックは、多くの場合、そのことによってその人を規定すると、「差別」が問題となるような事柄に属します。たとえば「あなたは男性だからあなたを雇いました」「あなたは白人だからあなたを雇いました」「あなたは美人だからあなたを雇いました」といった雇用の決定の仕方は、基本的には顰蹙《ひんしゅく》をかいます。こうした可視的な身体特徴をもって人を規定する類の言動は典型的にはセクハラやパワハラだと評価されることになります。「君、色黒いね」「デブだね」「ちょっと臭いよ」などは、いずれも完全にアウトですが、「スタイルいいね」「いい匂いがしますね」など、誉め言葉であっても一般的には通りません。

おそらく、私とは「あなたがあなたの五感を通して感じるここにあるものとして存在する私ではない」ということが前提されていると考えないと、このことは理解が難しくなります。たとえば、猫を見て「ほら、猫だよ」と言ってもたいていの場合、問題はないと思うのですが、歩いている女性を見て「ほら、あそこに女がいるよ」とあなたが言ったとしたら、顰蹙を買う可能性は少なくありません。名前で呼ぶか、名前が分からなければ役職で呼ぶか、いずれにしても、「私」を可視的な私の身体のスペックの等価物として見ないというのが、人間に対する呼びかけの建前としてはデフォルトのように思えます。

つまりは、美人か美人ではないかといった身体的な特徴よりも、親切か不親切か、いい人か悪い人かといった特徴の方が、より私の私たる所以に近いと一般的には判断されるのだと思います。たとえば、「あなたがスタイルがいいので、あなたのことを好きになりました」と「あなたがいい人だから、あなたを好きになりました」を比べると、後者の方を本当に自分のことを好きになってくれたと感じる人が多いのではないでしょうか。

説明と了解――「分かる」ことの二つのかたち

ここで、通常、人が人を分かるということと、対面する他者を自分とは別の種として説明してしまえるようになるという「分かる」の違いに注目して、二つの事例を挙げてみたいと思います。後者の場合はある意味とても単純です。たとえばすでに何度も繰り返し言ってきたように、一つのキー・ワードでその人の行動原理を説明してしまうことがそれにあたります。典型的なものの一つは「あの人はＡＳＤだから人の気持ちが分からないよね」といったものです。あるいはあの人は「ＡＤＨＤだからすぐカッとなってしまう」というのでもいいでしょう。この二つの姿勢の違いを、長年連れ添ったＡ子さんご夫婦の熟年離婚の危機と、アルツハイマー病になった義母とその義理の娘さんを例にして考えてみましょう。

ご主人の退職まではこのご夫婦は、平穏無事にやっていらっしゃるようにはた目からは見えました。ところが、ご主人が早期退職をされてから雲行きがおかしくなりました。それまではご主人は出張で家をあけることが多く、子育ての間も長い期間、単身赴任もあり、朝早く出社し夜遅く帰ってくるので、じっくりといっしょにいたことがほとんどなかったのが、毎日、顔を突き合わせるようになっていろいろなことが目に付くようになります。

実は長期出張の間にご主人は出張先で別の女性と親しくなり、息子さんが中高で非行に走って大変だったときにほとんど助けてはくれなかったという過去がありました。助けてくれなかったばかりか、「おれがＢ子のところに走ったのは、そもそもおまえが男の立て方がわからない女で、おまえといっしょにいるとおれのいいところがなくなってしまうからだ」などとＡ子さんに罵詈雑言を浴びせ、Ｂ子さんと赴任先で同棲している間は仕事も実際に順調に行って出世もしたため、Ａ子さんは自分が悪いんじゃないかとずいぶん落ち込み、言われるがままに耐えていた時期があったそうです。

ところが派閥争いでご主人が敗れて、左遷されるとB子さんはさっさとご主人を見限って他の男性に乗り換えてしまいます。失意のうちに会社を早期退職し、A子さんを頼ってきたご主人を哀れにも思って、A子さんはもう一度やり直そうと決意しての再出発でした。

ところが改めていっしょに暮らし始めると、若い時にはそれほど気にもとめていなかったいろいろなしぐさや行動が目に付いて苦痛でたまらなくなってきたと言います。しょっちゅう忘れ物をしたり、人にいい加減な約束をしてトラブルになったりするため、それとなく注意をするとたちまち不機嫌になり、「いちいちおまえはうるさいんだわ」と最後は声を荒げて癇癪を起こすため、黙って見守っていると、結局、最後の尻ぬぐいはA子さんがすることになり、しかも尻ぬぐいをしてもまったく感謝の言葉も態度もなく、やって当然といった姿勢でいる。A子さんは、ご主人が声を荒げるたびに、自分とB子さんを比較して、「B子は上手におれを立ててくれたのにおまえは男の立て方を知らない」「おまえがいちいちおれが気分よくやろうとしていることに目くじらを立てるからやる気がうせてしまう。B子はそうじゃなかった」と、当てつけで自分に意地悪く当たっているように感じ、ついには怒りのあまり、卒倒してしまうほどになってしまいます。

そもそも自分を裏切ったことについて、きちんと謝罪もしていないうえに、自分がそのことを詰ると、「そのことはもう何度も謝ったじゃないか。おまえには前を向いて生きるということができんのか」と逆切れする始末で、そうなると、たとえばタオルの使い方なども若い時とは違うしぐさのように感じられ、ちょっとしたご主人のしぐさの中にB子さんとの暮らしの影が垣間見えるような気がして、生理的嫌悪感がいまはあるというのがA子さんの訴えでした。

A子さんとご主人の関係は、どのご夫婦の関係もそうであるように多層的で複合的で、当然のことながら一つのキー・ワードで「分かって」しまうことは間違いであることは明らかです。しかし、お話を聞いていて、ご主人がいわゆるADHD的な「待てなさ」「注意散漫」といった傾向を色濃く持った行動パターンをする人だということは確かなように思えました。ちょっと面倒な手続きなどがあると、やらないといけないとわかっていてもぎりぎりまで先延ばししてできないとか、それを人に指摘されると「わかっているわ！」と怒り出すなど、思春期のADHD的特性の多い人たちによく観察される行動パターンがさらにこれに付け加わり、食べるときにごはん粒を落とすとか、極端な忘れ物の多さ以外にもいわゆるジャイアン型のADHDの特徴的な行動パターンをいくつもご主人には確認することができます。このご夫婦のことをもう少し深掘りする前に、アルツハイマー病になった老婦人とその息子ご夫婦のお話をしてみたいと思います。

写真館を営んでいらっしゃったこのご夫婦の雰囲気は、小津安二郎監督の映画をちょっと彷彿とさせるような穏やかで物静かだけれどおしゃれな感じで、後からお会いすることになるお母様の方も、古い写真館が似合うちょっと素敵な雰囲気の人でした。このご夫婦は子供には恵まれなかったものの、結婚以来、お母様と三人で良い関係で三〇年以上暮らしてこられたとのことでした。

ところが、一年ほど前からお母様の方が、「嫁が勝手に自分のものを盗む」と言い出されるようになり、そう言われた奥様の方はショックを受け、抗弁もしましたが、だんだんと訴えはエスカレートし、最近はこれまでの三〇年間の暮らしの中で一度も見たことがないような形相で怒り出すことが度重なり、精も根も尽き果ててうつ気味になってしまった奥様を心配されて、当科に相談に来られたのでした。

お話をお聞きすると、奥様の側の問題ではなく、お母様の問題のように思えたので、お母様にも来ていただくことになり、息子さんに伴われてお母様がその次の時にはおいでになりました。たいていはこういう状況では、「なんで私が来なければいけないの、悪いのは嫁なのに」と怒りながら来院されることが多いのですが、この方はとても穏やかで、お話を聞くと、「私はC子（嫁）のことがもともとはとても気に入っていますし、大好きだから、欲しいと一言言ってくれればなんでもあげるのに、どうして黙ってもっていくのかしらと思っているんです。ともかく一言もっていくときに断ってほしいだけなんです」ということでした。少し記憶の検査をすると、かなりの記憶力の障害があることがすぐに分かり、ご本人もなんとなく協力してくださって、アルツハイマー病が初期から中期にさしかかりつつある段階だということが分かりました。

そのことを息子さんご夫婦に説明すると、奥様ははらはらと涙を流されて、「お隣のおうちは母の同級生でしょっちゅう行き来があったんですが、そこはお孫さんが何人もできてとても賑やかで、母はうらやましく思っているんじゃないかと常々思っていました。私に子供ができなかったことが申し訳なくて。母は一言もそんなことで詰ったことはないんですが。でも数年前に隣は賑やかでいいねとポツリと母が言ったことがあって、それから母の態度が変わったような気がしていて、ものを盗んだという私への非難は、その頃から始まったような気がしていました。ああ、そうではなくて病気だったんだと分かって母には申し訳ないのですが、本当にほっとしました」とおっしゃいました。


この事例は、「了解」と「説明」がどのように私たちにとって違っているのかを、かなり鮮明に明らかにしています。つまり、この事例に即して具体的に言えば、了解とは、「私には子供ができなかった、決して言葉にはださないものの義理の母はそのことを内心どこかで悔やんでいたのではないか。隣のうちの孫のたくさんいる賑やかな様子を見たのをきっかけに義理の母は子供が生めなかった私のことをどこかで憎いと思うようになったのではないか。だから義母は私が何かを盗んだというありえない難癖を執拗に私につけてくるようになったのではないか」といったストーリーのことです。

これに対して、「母はアルツハイマー病という病気になった。この病気は海馬という記憶を司る場所が最初に障害を受けるそうだ。だから母は記憶力が悪くなってものをどこにおいたかを忘れてしまう。その記憶の隙間をもっともらしい空想で補ってしまうので、『嫁が盗んだ』という話になってしまうらしい。この理不尽な『嫁（私）がものを盗む』という非難は、私とも母の本来の気持ちとも関係のないところで起こっていることだ」というストーリーが説明です。

子供が学校へ行かないと言い出した時、ほとんどの親御さんは「どうしてなんだ？」とその理由を知ろうと思うでしょうし、真夏に突然冷蔵庫がうまく冷えなくなってしまった時にも、私たちはその理由を知りたいと切実に思うはずです。この二つの理由探求への欲求は表面的には同じように見えなくもありません。しかし確かなことは、私たちは子供の身になって子供の気持ちを了解しようとはするけれども、冷蔵庫の気持ちを了解しようとは決してしないということです。逆に、「アルツハイマー病で海馬から壊れかかっているので、お義母さんは私のことを泥棒と言ったんだ」という説明による理解は、お義母さんの気持ちを了解することから私たちを免責してくれることになります。

それでは熟年離婚の危機を迎えているA子さんご夫婦の事例に戻りましょう。A子さんのご主人の「忘れ物の多さ」「気の散りやすさ」は生来のもので、B子さんとの一時的な半同棲をされる前からよく考えるとあったけれど、あまり気になってはいなかったのがよく聞くと分かりました。結婚当初から、転ばぬ先の杖のようにA子さんがいろいろなことのお膳立てをし、ご主人はその当時はそれに気づきもせず、A子さんも言いもせず、A子さんはご主人の生活がスムーズにいくような環境を空気のように設えていたという状況だったと推察されます。

ところが、B子さんとの生活の中で、A子さんよりもはるかにドライで野心家のB子さんは、ご主人を非常にうまく操縦し、上手におだててそれなりに家事もさせ、そうした生活の中で変化したご主人をA子さんは一〇年ぶりに返品されて受け取ることになります。新たなA子さんとの生活の中で、今度は空気のようにご主人の環境を設えてあげることがもうできなくなり、黙って先回りして転ばぬ先の杖をするのではなくて、「そうすると転ぶかもしれないよ」と口で指摘するようになったA子さんに、ご主人は衝動的にやろうとすることにいちいち機先を制されるように感じ、しかもほとんどの場合、A子さんの指摘が正しいことが分かるがゆえにさらに腹を立て声を荒げるということが起こっていたというのが私の解釈でした。

この解釈に沿って、ご主人の現在の素行の問題は、「本当はB子と暮らしたかったのに、A子と今は暮らしている」という未練のためではなくて、ご主人のもともとの脳のスペックにADHD的な性質があって、今やりたいと思うことに水を差されると矢も楯もたまらずに腹が立つのだと思いますよ、といった説明をいろいろなご主人の行動について繰り返し考えて、説明していくと、しだいに、当初の嫉妬を含んだ卒倒するほどの怒りは和らいで行きました。とはいえ、感謝されこそすれ疎まれる筋合いはまったくないはずの自分の手助けに対して、不機嫌で横柄な態度がどうしても我慢ができないということで、何度かやり直そうとされたものの、ともかくこの人と別れないとどうしようもないと、今は心を決めていらっしゃいます。

「病気」「障害」として捉えることの功罪

いずれの場合も、脳のスペックによって一連の行動の理由が説明された結果、一連の行動がその行動をとる個人の責任から切り離され、極端に言えば故障した冷蔵庫と同じ扱いを受けることになったものです。A子さんはご主人を、写真館の奥さんは義理のお母さんをいっそ殺してしまいたいと思うほど憎むこともあったのですが、ご主人の行動の中にB子さんの影は確かにあるものの、すべてがそれで説明できるわけではなく、ご主人のもともとのジャイアン的なＡＤＨＤの性質の単純な発露という側面が理解され、あるいは写真館のお嫁さんでは義理のお母さんの自分への不当な非難は、子供ができなかった自分への当てつけではなくて認知症の始まりだったということが理解されると、それに対して怒ることは詮無いことだと人は思うようになります。対策は立てなければなりませんが、大きくそこで相手への姿勢と気持ちは変わることになります。

「病気」あるいは「障害」として相手を捉えることには功罪があることは間違いありません。その最も極端な例として、ナチスの例を挙げることができると思います。強制収容所では、アーリア条項という冗談のような操作的線引きによって診断された「ユダヤ人」に加えて、精神障害者も、別の紋章を付けられて処分されました。しかし他方で、私たちの体にも脳にも個人差と、個人差による制約が厳然として存在します。

つまり、どんなにがんばって分かってもらおうと思っても、写真館の老婦人は息子のお嫁さんが泥棒をしていないということを受け入れてはくれなかったでしょうし、A子さんのご主人の忘れ物を完全になくすことはかなり難しいでしょう。そして、どんなにがんばらせても小学生の私にはおそらくは逆上がりはできなかったでしょうし、跳び箱も跳べなかっただろうと思われます。それは私がDCDという特性を持った脳の持ち主だったからと説明することもできます。こうした特性への目配りがあれば、私の小学校時代はもう少し過ごしやすかったかもしれません。運よく、さまざまの僥倖が重なって私はサバイブしましたが、おそらくああいったカフカの門を潜り抜けることができず、社会からの脱落を余儀なくされた人たちも少なからずいるはずです。

しかし他方で、そうした配慮は、自分たちとは違うそのような「種」として、脳のスペックの違いを生物学的決定論とみなし、「私たち」と「彼ら」に世界を分割し、説明されて「分かってしまった」存在だと「彼ら」をみなし、それ以上の対話を打ち切ってしまう危険と表裏一体です。そうなると私たちは、変質学説の時代へと逆戻りすることになります。

精神医学の理論的な基盤をつくった人にカール・ヤスパース（一八八三―一九六九）というドイツ

人の精神科医から出発した哲学者がいます。その理論の骨子は、目の前の人を、了解するのか説明するのかの線引きであると私は考えています。説明できるものは、冷蔵庫の故障のように修理することが求められ、了解しなければならないものは、結局は愛の問題であると言うこともできるかもしれません。そして了解とは個々にそれと名指すことはできるけれども、決して一つの言葉で定義することができない出来事を取り扱う営為なのだと思われます。だからこそ、ヤスパースの了解そのものが行きつ戻りつし、ある種の同心円を描きながらも決して一点に凝集して、定義することができるようには書かれていないのだと思うのです。

第三章　了解するということ

三つの異なる「分かってくれない」

「誰も私の（あるいは俺の）ことを分かってくれない」というのは、思春期をテーマにしたテレビドラマで、中学生や高校生が吐く捨て台詞の定番です。今ではちょっとベタに聞こえすぎてなかなかそのままでは使いにくいくらいの台詞ですが、大学生や若い社会人の登場人物にこの台詞を喋らせた後に、「甘えたことを言うな」という返しとのセットになっていれば、今でもまだ時々見かけないことはありません。この「分かる」が説明のことではなくて、了解のことを指しているのは明らかでしょう。「君の前頭葉はまだ発達途上だから、もう少し待つといいぐあいに社会脳が成熟して、したいことに振り回されてしまう今の君の感情の動揺はましになるよ。だからもうちょっとの我慢だね」とくだんの中高生に答えてみても、彼ら・彼女らが「分かってもらった」と感じるとは想像できません。たとえば手ひどい失恋をした、あるいは癌の宣告をされた友人があなたに電話をしてきたときに、「前頭葉の血流が落ちた状態だね」という説明が期待されている答えではないことも、多くの人が賛同するところでしょう。

こう考えると「分かってもらう」ことをめぐって、質の異なる二つの不正解がありうることが分かります。中高生が「好きな子に告白してふられたから、もう今日は学校には行きたくない」という場合と、「癌を昨日宣告されて、今日はとても仕事に行く気になれない」という場合に、いずれも「甘えたことを言うな」と返したとします。前者の場合には「甘えたことを言うな」は、時と場合によっては必ずしも不適切とは言えない返答になるでしょうが、後者では基本的にはこの返しは不適切になるでしょう。どうしてかと言えば、電話口の向こうにいる人あるいは目の前にいる人が、癌を宣告されて強く動揺してしまうのは当然のことだと私たちには「分かる」からです。しかし、この答えの不正解ぶりと「今は前頭葉の血流が一過性に落ちているけれど、もうすぐすると前頭葉の血流は回復して来るよ。統計的に一部の人では前頭葉の血流がなかなか自然には回復して来ない場合があるから、その場合には抗うつ剤を飲むといいよ」という答えの不正解ぶりとは質が異なっています。

手ひどく失恋した友達が電話をしてきて「明日は学校に行きたくないんだ」と弱音を吐いたときに、「甘えたことを言うな」と言うのも前頭葉の血流の話をするのもどちらの答えも期待された応答ではなく、「何かできることがあったら言ってね。しんどかったらいつでも電話をしてきていいよ」といった辺りがとりあえずは穏当な正解だと思われます。しかし、失恋の例では、「甘えたことを言うな」に「学生の本分は勉強だろう」と続けたとして、これがこの失恋した友人のご両親が言った台詞だとしたら、その場合はおそらくはこれも正解の一つになりうると思われます。「気持ちを分かってくれない」という冒頭の訴えはこうした親とのやり取りの結果としてよく出てきそうな台詞です。

前頭葉の話は、しばらく失恋のショックで学校に行けなくなっている息子なり娘なりを、心配した両親が精神科に連れて行った時に今どきの精神科医であれば言ってもよさそうな台詞ですが、「こんな答えを期待していたんじゃない。カウンセリングか何かをしてもっと気持ちを聞いて欲しかった」

と抗議されてしまいそうな予感も十分します。「気持ちを分かってもらう」ということはどんなことなのかという一般的なイメージから考えると、「甘えたことを言うな」は、むしろ親が言いそうな期待通りの答えであるのに対して、前頭葉の話は、通常の「気持ちを分かってもらう」という表現で私たちが持つイメージとは大きなずれがあります。

静的了解と発生的了解

こうした一般的な「気持ちを分かってもらう」のイメージを、とりあえずは了解としての「分かる」のデフォールトだとしましょう。そうすると、この了解とはいったいどのようなことなのか。前章の終わりで触れたヤスパースが突き詰めたのはこちらの方の「分かる」のことです。この種の「分かる」をヤスパースは、二つに分類しました。一つは静的了解、もう一つは発生的了解と呼ばれています。

静的了解というのは、基本的には目の前の人の気持ちが直接伝わることとでも言えるでしょうか。たとえば、プールで走っている子供が滑って転んで全身を打ってしまった時に、「あっ、痛！」と思わず叫んでしまう場合などは分かりやすいその典型の一つでしょう。あるいは、アンサンブルで楽器をいっしょに演奏している人同士、それから格闘技を戦っている対戦相手同士の間にも同じような「了解」があるかもしれません。アンサンブルの演奏については、木村敏先生(1)というとても有名な精神病理学者が「了解」の例として好んで取り上げておられますし、『バガボンド』という井上雄彦氏の手になる宮本武蔵が主人公のマンガがありますが、さまざまの対戦相手と武蔵とは命のやり取りをしながら直接お互いを深く「了解」し合うプロセスが延々と描き込まれています。静的了解の範型には、こうした例をまず引くことができるでしょう。

発生的了解というのは、刑事事件などで動機と呼ばれているものがかなり典型的です。たとえば、家に帰ってみたら、奥さんが若い男性と浮気している現場に踏み込んでしまった。その男とは一年前から奥さんが付き合っていることを興信所を通して確認し、証拠をつきつけ、もう二度としませんと誓ったので許したばかりだった。それなのに、舌の根も乾かないうちにまた同じ男と乳繰り合っている現場に図らずも踏み込んでしまい、カッとなって気づいたら、男を殴り殺してしまっていた。こうしたストーリーを聞いて、自分が同じように行動するかどうかは別として「まあ、そんな気持ちになる人はいるだろうね」と少なからず思う人はいるでしょう。警察の調書で「動機」として書かれる特定の出来事に対する気持ちは、こうしたその状況だったらそんなことをする人はいるよねと多くの人が納得できるような最大公約数的な気持ちのことです。

もう少し図式化して言うのであれば、失恋して電話をしてきた友達に、「それはつらかったね。いつでも電話してきていいよ」と答えた場合は、静的了解も発生的了解もいずれも有効に機能している。「甘えるな」と答えた両親の場合には「発生的了解」はできても、「静的了解」は成立していない。失恋後の失意のメカニズムとその予後を前頭葉機能の問題で説明し対策を提案した精神科医の場合には、「静的了解」も「発生的了解」もいずれも成立しておらず、了解とは別の角度から事態を理解しようとしているといったように整理するとヤスパースの二つの了解の区別がとりあえずはよく分かると思います。

「自分の気持ちが分かってもらえない」という訴えは多くの場合は、発生的了解が成立した上で、静的了解がしてもらえない二番目の事態への抗議なのだと思います。ご両親は娘さんや息子さんが大失恋をした時に、そういう状況で気持ちが落ち込むということはあるだろうなということは「発生的」には理解できるに違いありませんが、それで学校へ行かないという今の娘さんや息子さんの気持ちには同調はできない、つまり、「静的」には失恋ごときで学校に行かないと言っているおまえの気持ちは分からんと言っているわけです。もしかしたら何十年か前に自分も同じような体験をしたことがあったとしても、今は同じ気持ちにはなれんと、そう言っているわけです。

私たちのこの本での主な関心は静的了解の方になるのですが、近頃はヤスパース的な了解そのものがかなり精神科の業界内では重みづけを失ってきています。というのは、今はヤスパースの了解のような、哲学者が自分の心を顧みて考え抜いて何かを見出すというタイプの思考法は不人気で、実験ができて実証できるタイプの思考法の方がちゃんとしていると感じる人が優勢だからです。さらに言えば、いわゆる発達障害、特にＡＳＤについては、圧倒的に実験・実証タイプの「分かる」の研究が積み上げられてきていて、ヤスパース的な了解が話題になることは非常にまれです。にもかかわらず、ヤスパース的な了解でこの章を主には枠づけようと考えているのは、この本はまずは私自身を題材としていて、私自身が講演会で感じた個人的な違和感がどこから来たものなのかを考えることが、出発点の一つとなっているからです。どうして私自身の違和感の性質について考えようとするときに、実験・実証タイプの「分かる」よりも、ヤスパースの方法の方が適しているのかをまずは少し突っ込んで考えてみましょう。

他人の心が分かること——心の理論

以下は、古谷三敏の『寄席芸人伝 2』（小学館）の中の話を改変したフィクションですが、この話はもともとは「うまや火事」という落語から取られたものだそうです。

売り出し中のストリッパーの明美は、幕間《まくあい》で落語をしていた八歳年下の古今亭鯖吉のことが気に入り、二人は同棲を始めます。七年ほど経って、明美の援助も功を奏し、鯖吉はめきめきと売れ出して、もうすぐ真打を打てるほどになります。明美の方は体も少したるんで往年の人気はなくなり、この人と離れてあげなくては、このまま自分がくっついていてはこの人の出世の妨げになるという思いが募りますが、そのままそんなふうに話しては優しい鯖吉は絶対に別れないだろうと、一世一代の愛想尽かしの芝居をします。「鯖吉、私は好きな男ができてね。好きな男と田舎で所帯を持つことにしたんだ。この商売ももう潮時だからね。好きな男と一緒になるにはおまえは邪魔になったから、とっとと荷物をまとめて出て行っておくれ」と鯖吉に三行半《みくだりはん》を言い渡し、鯖吉を追い出したあくる日に、荷物をまとめて電車に乗って、誰も知らない鄙びた温泉街で中居さんとして働きだします。ところが一年ほどして、指名のお客が呼んでいると言われて出ていくと、なんと鯖吉がそこに立っていました。「ねえさん、探しましたよ。迎えに来ました。さあ、帰りましょう」と手を取られ、「馬鹿だね、本当にお前は馬鹿だよ」と明美は泣き崩れ、二人はその夜、仮祝言《かりしゅうげん》を挙げました。

このベタなストーリーで、鯖吉が明美の気持ちをどう受け取ったかは、観察者には十分分かるように物語は構成されています。つまり、鯖吉は、「明美は自分のことを嫌いになったわけではなくて、自分の将来のことを慮ってわざと自分につらく当たり、嘘をついて自分と別れた」という了解をしたのではないかというわけです。ストーリー全体を最後まで俯瞰すると、鯖吉が明美の気持ちを正しく解釈したことは間違いありませんが、クライマックスの愛想尽かしの場面では、明美は自分の真意が悟られないように必死に演技をしていますから、明美の心の動きは鯖吉にとってとりあえずはブラックボックスであることがこの物語が物語として成立するための条件です。

実験・実証的アプローチでは、明美の気持ちというブラックボックスは鯖吉にとってはそのままで

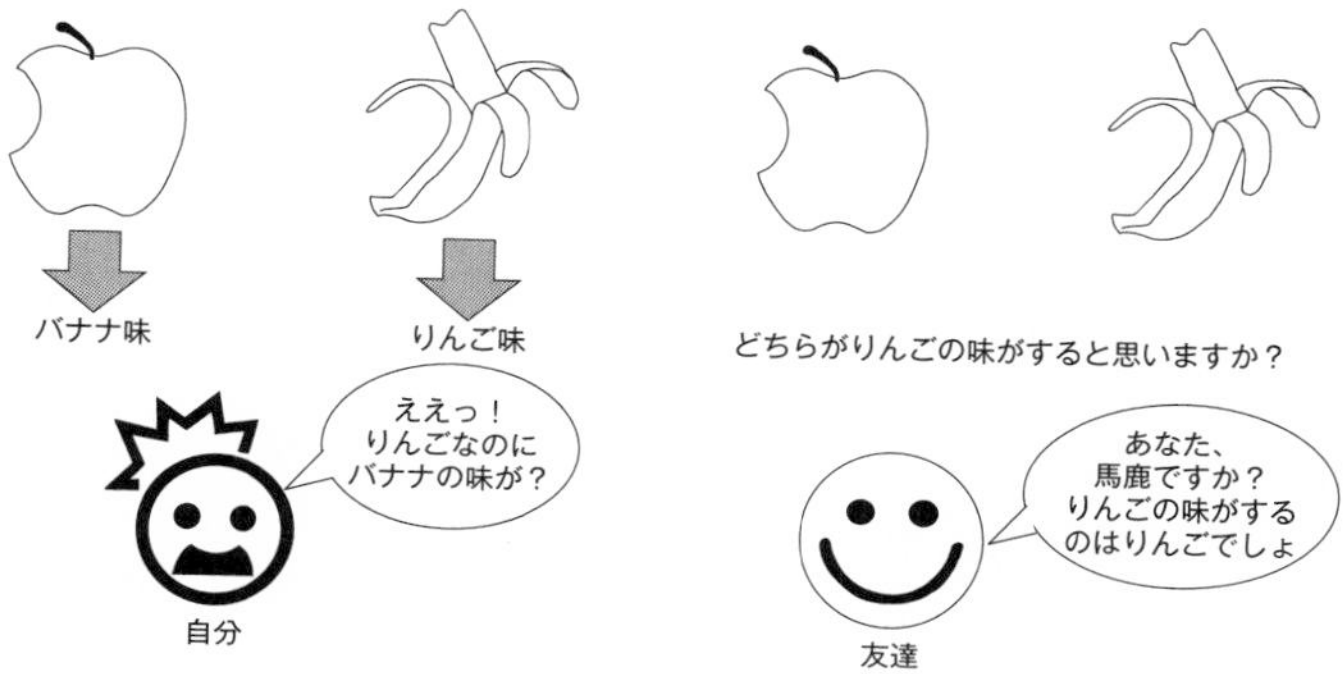
バナナ味
りんご味
どちらがりんごの味がすると思いますか？
ええっ！
りんごなのに
バナナの味が？
自分
あなた、
馬鹿ですか？
りんごの味がする
のはりんごでしょ
友達

図3

は解読できない暗号として捉えられていて、このブラックボックスを読み解く暗号解読装置を鯖吉がもともと備えているから、鯖吉には明美の心を判読することができるのだと主張されます。実験・実証的アプローチにおける了解とはどのようなことを問題にしているのか、さらに具体的に考えるために、まずは有名なスマーティの課題をより単純化した形で例示します（図3）。

1. りんごとバナナが机の上にあります
2. どちらがりんごの味がしますかとあなたは質問を受けます
3. その後、机の上のりんごとバナナを少しかじると、驚いたことに、りんごはバナナの味が、バナナはりんごの味がしました
4. 机の上のりんごもバナナも試食していないあなたの友達にどちらがりんごの味がしますかと尋ねます

5. ここからが問題です。あなたの友達はどちらがりんごの味がすると答えるでしょうか？

あなたが他人の心・暗号解読装置（これは実験・実証的アプローチでは心の理論と呼ばれています）を持っていればりんごだと答え、持っていなければバナナと答えるというのが、実験・実証的アプローチでの基本的な考えです。つまりは、お互いの心同士は絶縁されていて、一方の情報は自動的に他方には伝達されないということを自覚できているのかどうかがこの課題では問われているわけです。この自覚は四歳ごろから芽生え始め、七歳ごろにはほとんどの子供が獲得するようになるという観察結果が一般的に認められているそうです。

同じ実験を、明美と鯖吉の例に当てはめてもう一度繰り返してみましょう。

1. ドラマの冒頭で、明美が鯖吉を口汚くののしってうちから追い出すシーンをあなたは見せられます
2. あなたは、明美は鯖吉のことが好きなのか嫌いなのかを質問されます
3. その後、ドラマをもう少し続けて視聴させられ、実は冒頭のシーンは、明美が鯖吉の将来のことを思って泣く泣く愛想尽かしの芝居をしていたのだということが分かります
4. あなたの友達は、ドラマの冒頭のシーンを見せられます

5. このドラマの冒頭シーンだけを見せられたあなたの友達に、明美は鯖吉のことが好きか嫌いかを聞いたらなんと答えると思うかをあなたは聞かれます

先ほどのバナナ味のりんごの課題では、試食をしたことがない人は当然りんごの形をした果物がりんご味だと答えるだろう、と多くの人が答えるに違いありません。明美・鯖吉ヴァージョンでも冒頭シーンしか見ていないあなたの友達は、明美は鯖吉が嫌いだと答えるはずだというのが正解になります。そもそも鯖吉には明美の真情が分からないかもしれないと視聴者が思うからこそ、フィナーレで鯖吉が明美を迎えに突然現れた場面で視聴者は「ああ、明美の気持ちはやっぱり鯖吉に伝わっていたんだ」と胸をなでおろし、よかったよかったと大団円を迎えることができるのですから、明美の気持ちが鯖吉に対してブラックボックスだというのはこの物語が成立する必須条件であることは先ほど触れたとおりです。しかし、こうして課題にしてあえて尋ねるとりんご・バナナ課題と比べると、明美・鯖吉課題に対しては、違う答えを選ぶ人が少なからず実際にはいるに違いないという気がします。

りんご・バナナ課題での「机の上にあるこのりんごはバナナの味がする」というのは、それ自体で完結した一つの答え、あるいは情報です。確かに、明美・鯖吉課題の「明美は鯖吉のことが嫌いなふりをしているが、本当は鯖吉のことが好きだ」も、これを一つの情報だとみなした場合には、当然構

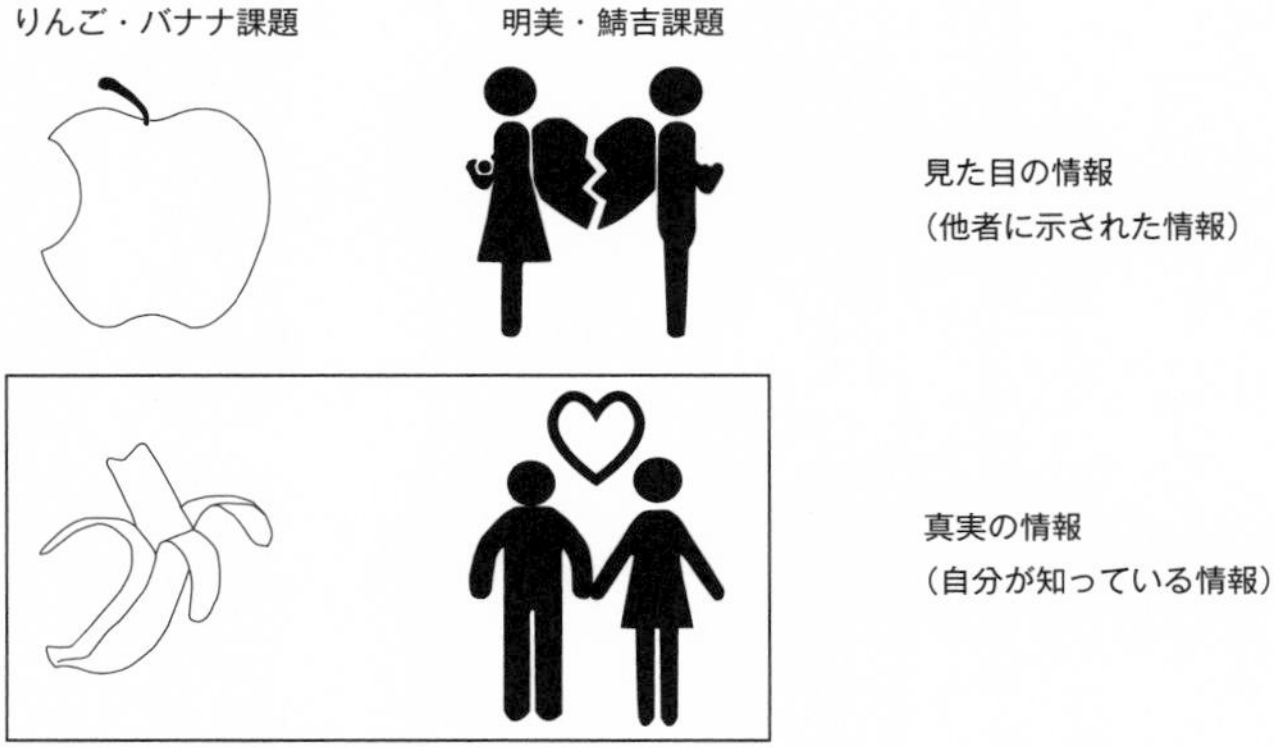

図４

図はまったく同じになります。「このりんごは実はバナナの味がする」ということも「明美の愛想尽かしは実は偽りである」ということも、私の心というブラックボックスに入っているので、相手には伝わっていないという構図が心の理論からすれば同じだからです（図4）。しかし、りんごは自分にとっても相手にとってもどこまでも同じくりんごの味をしているはずのものとして一義的に現れるのに対して、明美の鯖吉への思いは、見る人が見れば愛想尽かしのシーンだけを切り取っても、明美の鯖吉への本当の思いを思わず漏らしているような一瞬を捉えうる多義性があることが十分考えられます。よしんばそうでなくて明美が誰にも絶対自分の真意が分からないような完璧な芝居をそのシーンで演じていたとしても、少なくとも明美と鯖吉のそれまでの恋の顛末を愛想尽かしのシーンまではあなたもあなたの友人も体験してきたはずですから、明美が鯖吉をどう思っているかの推測は、当然、この問題のシーンだけではなくて、それまでの彼らの体験の総体を重みづけして行われることになります。つまり、一つの場面だけを切り出して答えさせるスマーティの課題は、明美と鯖吉の気持ちについては極めて人工的で不自然な形でしか成立しないとも言えます。この違いはどこから出てくるのでしょうか。

それはそもそも、明美の鯖吉への気持ちは、バナナ味のりんごのような一意的な情報としてではなくて、一つの謎として、あるいは問いとしてしか現れようがないからではないかと思うのです。注目すべきことは、実験・実証的アプローチで問題になっているのは、情報の伝達であるのに対して、明美と鯖吉の気持ちにおいて主な問題になるのは情報ではないかもしれないということです。

情報というのが完結した答えの形をとるものであるとすれば、自分の心に対しての解読装置という発想は浮かんできにくくなります。なぜなら情報を持っている人に対してその情報はすでにその意味を開示してしまっているからです。そして、そもそも自分の心を解読する必要がなければ、自分の心に対しては不要な作業を、他人の心を慮るためには行わなければならないということになります。他人の心を慮るためには、自分の心を扱う装置とは独立した別個の装置が必要だというこの考えは、実験・実証的アプローチの中でも理論説「theory theory」と呼ばれていますが、自分の心が分かることと、他人の心が分かることをとりあえず完全に分離して考えるという点では、ヤスパースの了解とは相当に大きな距離のある考えです。この辺りの事情については、精神病理学者の熊﨑努先生の論文[2]に詳しく解説されていますからご参照ください。

心の理論あるいは他人の心・暗号解読装置が機能していない状態では、自分の気持ちで分かっていることがすべてで、「自分が分かっていること」が世界を覆ってしまっていて、自分の考えと独立した他人の考えがあるのだということに思いも及ばないということになっています。これが実験・実証的アプローチでのデフォールト状態だということになります。ですから、このデフォールト状態、つまり四歳児の状態は、一見自分と他人とが混然一体となってしまった自他未分化と呼ばれている状態と重なり合うように見えます。

自他未分化というのは、木村先生などの論文にもしょっちゅう出てきますし、それとはまた使い方が違いますが臨床心理士のカウンセリングなどでも、自分の方が相手のことが嫌いなのに相手が自分のことを嫌いだと感じてしまう、話しているうちに自分が怒っているのか相手が怒っているのかの主語が混乱してしまうといった事態を表現する時に、しばしば出てくる術語なのですが、スマーティの課題で問題になっているのはこうした自他未分化ではありません。なぜなら自他未分化という状態においては、「自分」というものがきちんと成立していないのが問題視されているのに対して、心の理論説での「他人の心・暗号解読装置」の機能不全という考えでは、自分が分かるということは他人とは独立してすでに成立していて、そのうえで自分が分かっていることが即他人にも分かっていると誤認されていると考えるからです。

心の理論説では、自分が自分のことを分かるということがどのようなことなのかという問いは、自分のことは当然分かっていることだとして棚上げされています。ヤスパースにおいては、自分が自分の気持ちを分かるということの謎が、他人の気持ちが分かる、しかも場合によっては直接分かるということの謎と連続的に連なっていきます。しかも自分が自分の気持ちを「分かる」のうちには否応なく他者が織り込まれてしまっていると考えるので、そのために自他未分化ということがそこからはどうしても出てきますし、だからこそ直接他者を体験しうる可能性がそこから開かれるという理論建てになります。付言するならば、この理解がもし正しいとしたら、心の理論の機能不全においては、自分そのものの成り立ちにはとりあえずは問題は生じないが、自他未分化においては、自分そのものの成り立ちがいわゆる健常な場合とは異なっているということになります。

実験・実証的アプローチで、理論説ほど激しくない、シミュレーション説というものもあります。これは、「自分の心・暗号解読装置」が、そのまま「他人の心・暗号解読装置」に転用できるのだという学説で、いわゆる感情移入のことですから、ヤスパースの師匠筋にあたるフッサールなども同じようなことを言っているわけで、そうするとヤスパースとの相性もよさそうです。ミラーニューロン仮説（コラム1参照）といって他者の行為を言語を媒介せずに直接写し取る脳の部位の研究もあって脳科学的にもこうしたシミュレーションは盛んに議論されていますから、哲学と脳科学の架け橋としてもなかなか有望そうにも見えます。

しかし、この説においても「自分の心・暗号解読装置」の性質についてはそれほど深くは論じられません。そもそも他人の心は分からないが、自分の心は分かるという考えがこの理論でもやはり前提とされていて、自分の心の暗号解読の詳細については深くは論じられません。すでに触れたように、ADHDの講演者に、私が「ADHDだ」と気軽に（いつものように仲間内の笑い話の乗りで）カミング・アウトした時に、微妙な違和感を私が感じたのはどうしてなのか、その理由を少しだけ深掘りしようというのがこの本の出発点の一つでした。実験・実証的アプローチでは、自分の気持ちについては解決済みの問題として通り過ぎられてしまっている以上、「自分の心・暗号解読装置」の構造をよくよく観察してみるというヤスパースの方法の方がこの本の趣旨には沿っているということになるのです。

ゆで卵と「大好き」

明美と鯖吉の話は古典的美談なのですが、クレランボー症候群[3]という状態になった人も、結果はまったく逆になりますが実は鯖吉と同じ論理を展開します。

これは一目惚れから、恋愛妄想に陥り、その後に復権妄想へと展開する古典的な精神病状態なのですが、正確に言うと始まりは、一目惚れではなくて、「一目惚れられ」とでもいうような出来事です。たとえば、「あなたがあの夏の暑い日に私と廊下ですれ違ったあの時、私を見たあの一瞥は私のことを愛していると間違いなく物語っていた」といった確信から自分に愛を告白したと確信した相手への猛アタックが始まります。まれですがこのアタックでうまく相思相愛になることもないわけではないのですが、早晩、アタックされた相手は異常さに気づき別れを切り出すという展開になります。

その場合、たとえば「僕のことを君が好きだというのは分かっている。お義母さんが君にそんなことを言わせているんだね。心配しなくても僕がお義母さんをちゃんと説得してあげるから」とまったく不正解の心の理論をクレランボー症候群に罹患した人は展開します。そうなると彼の言うところのお義母さんへの説得は時には暴力的になりかねません。

明美と鯖吉の場合、明美が本当に愛想を尽かして鯖吉から逃げてひっそりと旅館の中居さんをして身を隠していたのだとしたら、鯖吉の行動は到底美談ではなく、質の悪いストーカーそのものでしょう。鯖吉はしかも結婚の準備までして明美のところに押しかけています。明美の心を心の理論の言うようにまったくのブラックボックスと仮定した場合、「僕のことが本当は好きなのに、周りの状況を慮って嘘をついて僕を遠ざけようとしている」という暗号解読そのものは、クレランボー症候群の人も鯖吉もまったく同じです。しかし、古典日本人的な心情としては、鯖吉の行為にはよくやったと喝采し、クレランボー症候群の人の行いにはおじけを振るうのがおそらくは一般的でしょう。

実際にこれをドラマに仕立てるとすれば、ドラマでは明美の気持ちがどうなっているのかは視聴者には疑う余地なく明らかであるようにさまざまのディテールが設えられて開示されているはずです。

明美が本当は鯖吉のことを愛しているという本来の筋立てであればラブ・ストーリーが、本当に別れたいと思っていて逃げたのだという設定であればホラーが出来上がるはずです。もう少し高級なつくりをするとすれば、明美が本当はどう考えているのかが最後までなかなか視聴者には分からないといったつくり込みもできるでしょう。こうした心の理論の当否を決定するディテールは、明美と鯖吉の日常生活の一コマ一コマの瞬間瞬間のしぐさや言葉端、その場その時の状況全体の積み重なりが指し示すはずです。つまり状況と切り離されて脳の中で独立した形で存在している心の理論は、その真偽を決定する決め手に欠けるとも言えます。

このその場その時の二人のしぐさや言葉端、そして状況が全体として指し示す事柄こそが、ヤスパースの言う静的了解の原資です。そしてこの原資は、それが成立した時にはすでにその場に臨場する他者や物を不可分に含んだ形でひと塊として組織されてしまっています。

夕方に帰宅した時に食卓で見つけた朝食べ残したゆで卵の例をもう一度ここで対比のために持ち出したいと思います。私たちは何らかの心の理論を用いてそれが何なのかを推察する必要はありません。それは一瞥しただけで好むと好まざるとにかかわらず否応なしにまずはゆで卵として私たちにその意味が押し付けられてしまうような何事かです。そして私が朝食べ残した場所にそのままそれが置いてあり、昨日から家族みんながでかけているので、朝からうちには誰も入って来なかったはずだということから考えれば、私が食べ残したゆで卵の残りに違いないという事実も、同時に私には否応なく迫ってきます。ただし、これが「朝私が食べ残した」ゆで卵だと分かるには、私の記憶のコンタミが必要です。つまり私の記憶を何らかの形で実験的に作動できなくして「今、ここ」で得ることができる情報だけに判断の原資を限ってしまうことができたとしたら、「朝私が食べ残した」の部分は脱落してしまうことになるはずです。それとは対照的にこれがゆで卵だということは、確かに見ただけで、つまり「今、ここ」だけを原資として記憶の力を借りなくてもそうだと分かるはずです。あるいは否応なく分かってしまいます。

しかし、私たちはこのあたりの事情をすでに前の章でもう少し突っ込んで考えてきました。これを私が他ならないゆで卵だと分かるためには、今までに積み重ねられた数多くのゆで卵体験の集積、言い換えるならばゆで卵内在平面の成立が不可欠だというのが私たちの議論の結論でした。そのゆで卵体験の内在平面に目の前のゆで卵が組み込まれることで、私はこのゆで卵をゆで卵だと即座に判別することができるようになります。つまりこれが朝食べ残したゆで卵だと分かるためだけではなく、単にゆで卵だと分かるためにも、より原始的でより判断そのものに深く織り込まれてしまっているとはいえ、記憶のコンタミは欠かせないということです。

つまり記憶あるいは記憶に頼った想起という操作をある種の推測なのだと大きくとるならば、そして心の理論を対面するブラックボックスに入った対象を了解するための操作だと考えるならば、ゆで卵がゆで卵だと分かるためにもすでに心の理論が不可分の形でそれに織り込まれていると極論することもできないわけではないということになります。つまり、どの程度記憶が対象と分離可能な形で織り込まれているかという濃淡の差こそあれ、ベルクソン的に突き詰めていけば（コラム2参照）心の理論に浸食されていない判断など何につけても存在しないとも言えることになります。

どうしてゆで卵は心の理論の対象ではないのか

それではどうして、実験・実証的な了解の試みでは、対象の了解ではなくて他人の気持ちの了解だけが特権的にブラックボックスだと言われるのでしょうか。まずは素朴に考えるならば、ゆで卵はそのままで即座に見たらその意味が分かる（つまりゆで卵だと分かる）が、明美が鯖吉のことをどう考えているかはゆで卵のように推測と呼ばれている何らかの操作をしないとそのままでは開示されていないからでしょう。

しかし、ちょっと突っ込んで考えると、他人の気持ちだけがなぜ特別視されなければならないのかは見た目ほどには自明なことではありません。ヤスパースや木村先生の言う他人の気持ちを直接了解できる静的了解の存否についてはとりあえずは措いておいたとしても、たとえば、先ほどのゆで卵が、私が朝食べ残したゆで卵だということは、私以外の人間には即座にそうだとはわかりません。たとえば、私の娘が合宿を途中でさぼって抜け出してきて私がいないときに帰宅してテーブルの上のゆで卵を発見したとしたら、それが今朝の朝食の時のお父さんの食べ残しだということは推測を通してしか分からないはずです。しかし状況から考えて、「今日は家には朝お父さんしかいなかった。今朝私が朝早く起きてでかけた時には何も食卓には置いてなかった。だからこのゆで卵はきっとお父さんの食べ残しだ」と類推することはできるでしょう。ですからブラックボックス化ということだけでは、ここにあるこの自分が食べていない食べかけのゆで卵の出生の秘密を私の娘が了解することと他人の気持ちを了解することの間の違いは説明できません。私の食べ残しのゆで卵と明美の鯖吉に対する気持ちのどこが違うから、明美の気持ちは特権的な心の理論の対象として選ばれるのに、私の食べ残しのゆで卵や近頃私が好んでスタバで注文するようになったカプチーノはだめなのかをまずは考える必要があります。

ここまで来ると私たちが一つの大きな予断から出発していることがしだいに予感されてきます。つまり、何をまず確かなものとして出発するのかということに関する予断についてです。私たちは私たちの議論の当然の出発点として、ここにあるこのゆで卵がゆで卵であることの確かさの方が、明美の鯖吉への気持ちが嫌いではなく好きだということの確かさよりも確実だと考えています。科学的な議論はより確からしいものから出発して、より不確かなものを説明する議論になるはずですから、明美の鯖吉への気持ちが、いくぶんなりともゆで卵の確かさのように説明できれば、大きな科学的な進歩ということになるはずです。たとえば明美が鯖吉を好きなのか嫌いなのかを、ｆＭＲＩやＰＥＴやＳＰＥＣＴ[4]といった脳が活動している場所の血流が増えているのをビジュアル化する検査器具を使って可視化すると、ゆで卵のことが分かるような確かさで明美の気持ちが分かったことになるのではないかというのがこうした考えのコンセプトです。

このことは、ゆで卵的なものの確かさが明美の気持ち的なものを下支えしているのか、明美の気持ち的なものがゆで卵的なものを下支えしているのかという問いとして言い換えることもできます。明美がどう逆立ちして念を送ってもゆで卵がゆで卵であることは微動だにしなそうですし、念力ではゆで卵を温めることさえできそうにありませんから、この確かさ勝負の軍配は常識的に言えばゆで卵の方に上がりそうな気配が濃厚に見えます。しかし何度も論じてきたように、ゆで卵がゆで卵として成立するためには、私たちは私たちの無数のゆで卵体験が織りなした内在平面を必要とし、しかもこの内在平面はわずかずつであるとはいっても、私たちの今ここでの体験によって更新され続け、変質し続けるような生ものです。ゆで卵の場合、この生もの性は、「ゆで卵」という時間と空間の隔たりを超えて私たちの世界に反復して現れるものの存在によって覆い隠されてしまいますが、明美の気持ちが時間と空間の隔たりを超えて反復して現れるかどうかについては私たちは確信を持てません。図6のように「ゆで卵」という名前でゆで卵体験の総体を名付けてしまうことで、私たちはゆで卵のもともとの起源からとりあえずは切り離されてしまうことになります。それと比べて明美の気持ちの方は、より始原におけるゆで卵体験、あるいはthe boiled egg in the makingに近く、私たちの了解の原型に近い形をとどめているのではないかというのがここで問題にしたい一つの疑問です。言い換えれば、明美の気持ちの方がゆで卵よりも、より私たちの世界の成り立ちの基盤的な形態が見えやすい状態にあるのではないかということもできます。

ここで世界の成り立ちを考える時に、ゆで卵のことを先に考えるのか、それとも明美の気持ちが先なのかということを、二人の哲学者に登場してもらって考えたいと思います。ゆで卵派の代表をアリストテレス[5]に、明美の気持ち派の代表をハイデガー[6]に、私の独断と偏見で務めてもらうことにします。この二人の橋渡し役としてカント[7]にも登壇してもらいましょう。

アリストテレスの言葉を借りるのならば、ゆで卵はすでにゆで卵として現れた時点で完成された状態（エンテレケイア）であり、そのため、ゆで卵をゆで卵として私たちが分かるためのそれに先行する個々のゆで卵体験、たとえば旅館でゆで卵と生卵を間違えかけていっしょに旅行していた異性の同僚が優しく声掛けをしてくれたこと、ゆで卵ダイエットのために毎日何個もゆで卵を茹でたこと、卵に小さな穴を開けて苺液を流し込み黄身が赤みがかったゆで卵を作って同級生を驚かそうとしたことなどなど、ゆで卵にまつわる一つ一つのつぶつぶした成分はもはや最終産物であるゆで卵においては見えなくなってしまっています。ゆで卵はこうして一つの中立的な情報として取り扱い可能なアイテムとなる道を開かれることになります（図5）。

それに対して、明美の気持ちは常に半生でエンテレケイアの状態にはなり切れないという特性があ

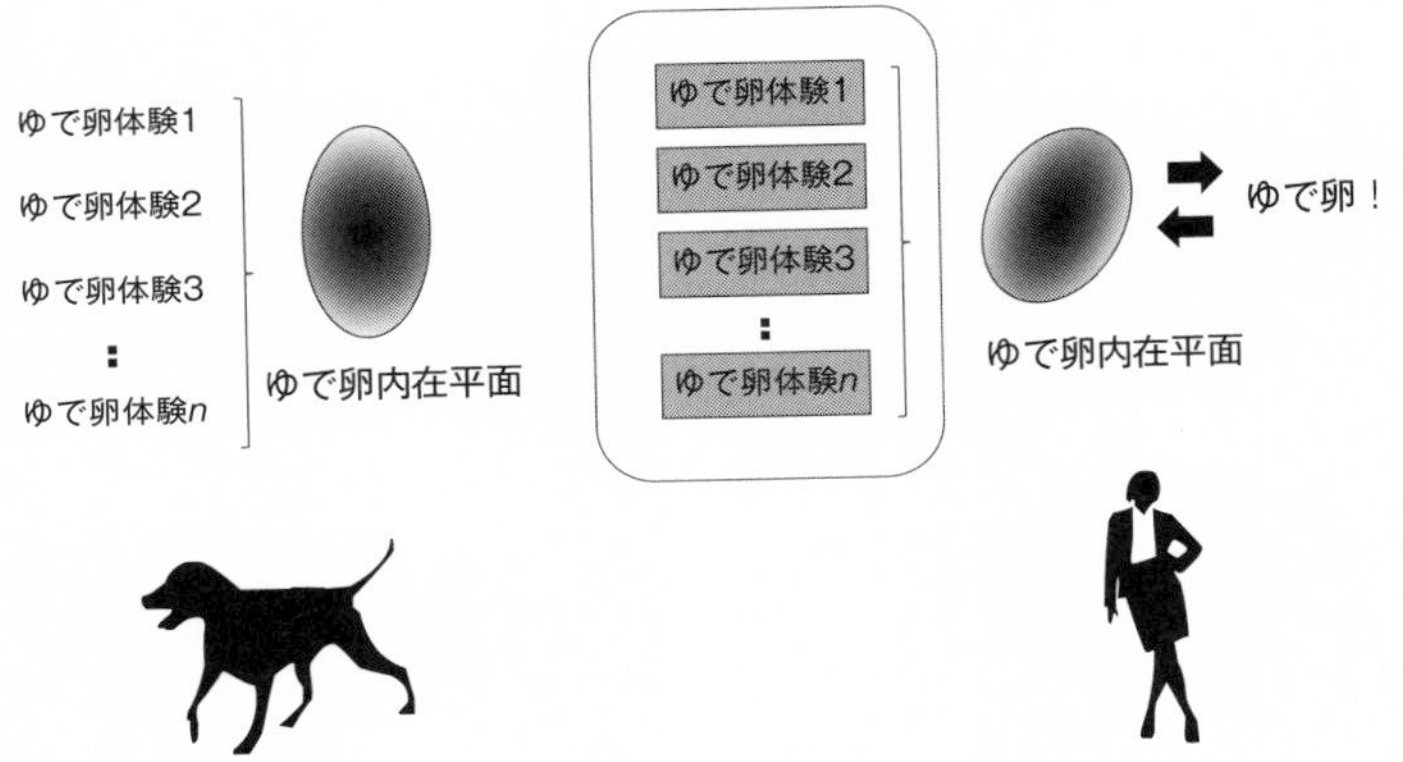

図5

るので、先行する個々の出来事という内在平面の元々を構成していたつぶつぶした成分により接近しやすい素材だと言えます（図6）。

明美にとって、鯖吉への思いは、それが何であれ間違いなくある瞬間には確かに手ごたえを持って存在している何事かでしょう。しかし、たとえば自分が全盛期でなにくれとなく鯖吉の世話をやいてやり、小遣いを与え、紋付き袴も買い与えてやったりしていた時の思い、鯖吉の出世の妨げになるからと身を引いた時の思い、鯖吉に見つからないようにひっそりと暮らしていた温泉宿に自分を探しにやってきた鯖吉と再会した時の思い、それから東京へ帰ってきて鯖吉の奥さんになって暮らし始めてからの鯖吉への思い、こうした鯖吉へのさまざまの思いが、「鯖吉が好き」という言葉で貫かれているというのがたとえ本当であったとしても、この思いの一つ一つが同じものであるという保証はどこにもないことも間違いないでしょう。というよりは同じ名前で呼んでいてもうすうす私たちはこれらの明美の気持ちがその時々で一期一会的で同じではないことを知っています。

カントはこうしたその時その場でしか成立していない存在のあり方のことを「実在」と呼びました。これに対して、朝食べたゆで卵とその食べ残しの夕方残っているゆで卵は、時間を隔てても同じものです。このゆで卵がたとえば名古屋の私の自宅にあっても、グルジア（現ジョージア）共和国のトビリシへ飛行機でもって来たものであっても、それでもそれは同じものです。今私はジョージア共和国の友人宅で歓待を受けての帰りの飛行機に実際に乗っているのですが、彼が道中食べるようにと押し付けるようにくれたりんごを食べています。これが彼がくれたりんごなのか、そうではなくて機内食で出たりんごなのかということはたぶん犬にはどちらでもいいことでしょう。しかしこのりんごが彼の歓待の気持ちを一身に背負ったりんごであれば、機内食のりんごはパスできてもこのりんごをパスするのは難しいでしょう。カントはこうした時空を超えて同

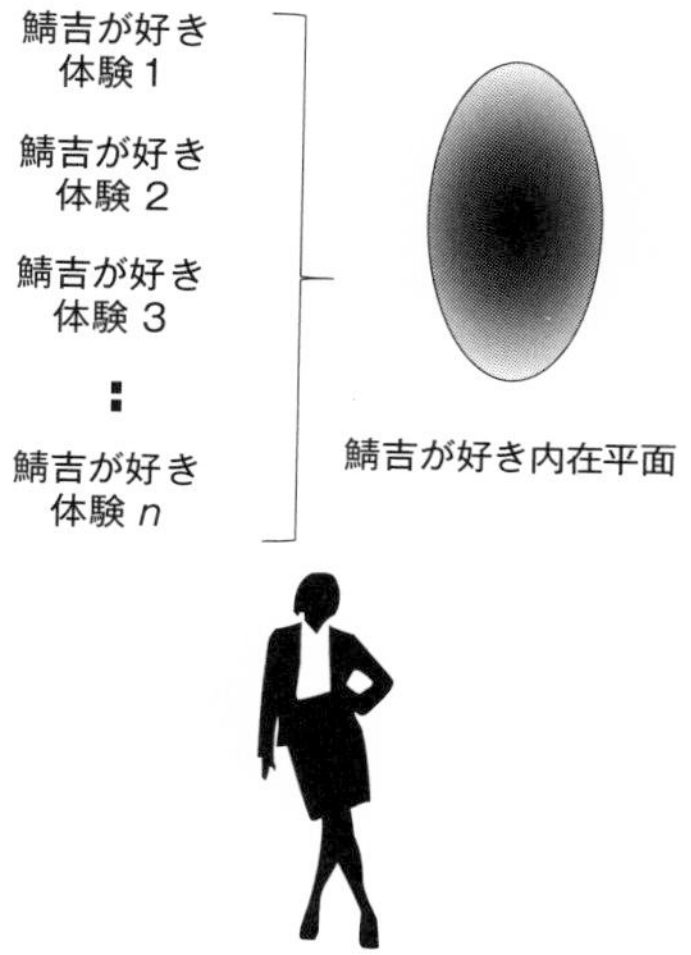

図 6

じものが同じであるあり方を「実体」と呼びました。

明美のその時その場での鯖吉への思い、つまりカント的に表現するのであれば実体ではないが実在しているこうした思いも「ある仕方でれっきとして存在しているものである」というブレンターノの指摘が、ハイデガーにコペルニクス的転回をもたらしたのは、実体を確実なものとして世界の成り立ちを理解しようとしたアリストテレス哲学を、実在をより基盤的なものとして転倒させ、読み直していいのだというゴーサインを彼がそこに見取ったからだと考えるとよく理解できます(8)。

実在は鳥類以上の動物には担保されていますが、実体は人間にしか大規模な形では成立していません（コラム4参照）。つまり朝のゆで卵と夕方のゆで卵、飛行機の機内のりんごとトビリシのりんごは人間にとっては同じものでありえても、鳥や犬や猫にとってはそもそもそれが同じものかどうかはどちらでもいいことで、さらに言えば実際にも痕跡的にしかそうした認識はないと考えられます。しかし実体は実在が集積し、それが内在平面として組織化されることによってしか成立しませんから、そもそも実在が成立していない生き物、たとえばクラゲとかミミズには、当然のことながら、実体は痕跡的にも成立しようはありません。いずれにしても、アリストテレス哲学の基盤になっている実体よりも、実在の方がより原始的で、より基盤的な出来事であると考えるのは生物学的にもおそらくは理にかなったことのように思われます。

「好き」とゆで卵へ正しく接近するために

しかしとはいえ、目の前にはっきりと見えるゆで卵ではなくて、こんなにも不安定で移ろいやすい明美の気持ちの方から出発して世界の成り立ちを理解しようというハイデガーのやり方は、アリストテレスの「目の前の物から始めよう」という哲学と比べるとそれでいいのだろうかと多くの人が不安になるのは当然だと思います。そこで、今度は明美の気持ちというのがゆで卵とはどのような点で違うのかをもう一度考えてみることで、こうした物事への接近方法が実践的にはどのような意味を持つのかを考えてみたいと思います。

一つ目は、ゆで卵というのは、私の方からも見え、あなたの方からも見えてそこで交叉しているのに対して、明美の気持ちは鯖吉からは直接は体験できず、ゆで卵と同じようには相互に交叉していないという点です。ここにブラックボックスとしての心の理論が割って入ってきたわけですが、このことを考えるためには、ゆで卵がどうして私にもあなたにも同じように見えているのかということをもう一度おさらいしておく必要があります。

それは、私たちのゆで卵体験が内在平面として組織されるときに、そこに繰り返し社会的介入が織り込まれ、おおよそそれが飽和状態に近くなり、ほとんどぶれがなくなった後も繰り返し環境との出会いによって微調節を受け、同じものが同じになるように絶えず自らを自己組織し続けているからだというのがこの本での考えでした。しかしながら一度照準を合わせなおしても、その照準は新たな個人的な体験を通して再び微妙ではあるけれどもずれることを繰り返します。ゆで卵を挟んで、これはゆで卵だねとお互いに言い続けて、内在平面が紡ぎだす照準が同じところにあたるように内在平面を更新し続けることこそが、私たちがお互いを理解するということであり、ゆで卵が私にとってもあなたにとっても疑う余地なくゆで卵であり続ける条件になります。

二つ目に再確認しておくべきことは、明美自身にとっても鯖吉への自分の思いが必ずしも隅々まで分かっているわけではないということです。たとえば鯖吉と初めて出会った頃のことを考えてみましょう。明美は鯖吉にぐいぐいひかれていっていて、はた目にはどう考えても恋をしていて異性として好意を持っているとしか思えないのに、明美自身は頼りない弟を助けてやりたいという気持ちしか自覚していないということはありうるでしょう。それから鯖吉の出世のために偽りの愛想尽かしをしたときに、自分が思っている以上に心に占めている鯖吉の存在の大きさにたじろぎ、自分が失ったものの大きさを知って愕然としたということもあるでしょう。しかし、ピータンをゆで卵だと思って食べてびっくりするのと、鯖吉に偽りの愛想尽かしをした後で自分の鯖吉への思いの深さを知って愕然とするのとはどこが違うのでしょうか。

私たちは私たちの気持ちを日々反芻してその場かぎりの実在から、名前のついた実体へと落とし込む作業を行っています。たとえば恋をして告白をするかどうかは恋の行方に決定的にかかわります。「好きです。付き合ってください」と言った途端に、それまでの形にならないひそやかな気持ちゃ細々とした意識もせずに行ってきたやり取りの一コマ一コマが払い出され、漠然と明確な境界が定まらないままに繰り返されていた「好き」という気持ちが、一つの実体でもって括られることになります。しかし、「好きです。付き合ってください」と告白した途端に、自分がそれまで経験していた気持ちは微妙に今ここでの相手のまなざしのもとで括りなおされた「好き」とは違っていることに気づくこともあります。あるいは逆に、「好き」と言った途端にそれまでは分からなかったような激しい気持ちが自分の中から渦巻いてそれまでとは別次元の感情に育つこともあるでしょう。

「好き」という気持ちは確かにその時その場ではそこに手触りをもって存在し、告白を決意するほどまでに反復されていたことは間違いないことなのですが、それを告白を通して実体化した途端に、それは「鯖吉が好き」がそれまで指し示していた内在平面とは微妙な（あるいは大きな）ずれを生じ、何か似ていても違うものへと変質してしまいます。純粋な恋心はこうした「気持ち」という事柄が持っている性質を典型的に示しています。つまり恋心はいまだ名前を受け取って実体化する前、つまり来たるべき告白が行われる前の状態こそがその本来の姿であって、告白が行われてしまうと、すでにそれまでのあの期待に満ちたわくわくとした気持ちとは何か異なったものに変質し、その気持ちはそれ以前に存在していたあの恋心とは別の何かになってしまうのですが、他方で、まだ行われていない来たるべき告白こそが恋心の存在を支えていて、それがなければそもそもそれは実際にあったかどうかも分からないままに波間のうたかたのように霧散してしまう性質のものです。

ハイデガーが私たちの存在を未来への投企と呼んだのは、私の存在というのがこの恋心と同じような性質をしているのだということを意図したのだと考えると、ハイデガーに少し近づける気がします。ハイデガーが教授資格論文のテーマにしたドゥンス・スコトゥスが愛の哲学者と呼ばれるのは、神の存在をすでにそこにあって懸命にそこへと向けて遡及することによってたどり着くような事柄ではなくて、私たちの恋心がそうであるように、不断にそこへ向けて心を奪われ続けることを通してこれから到来するはずのものだと考えたからです。ハンナ・アーレントは、ハイデガーの哲学にスコトゥスと同じ意味での愛の哲学を読み取ったがゆえに、彼を熱烈に支持したに違いないと私には思えるのです。

気持ちを名付ける作法としてのスプラ

さて、長々とゆで卵と明美の鯖吉への気持ちがどうちがうのかを論じてきましたが、了解というのは、このような性質を持った明美の気持ちが分かるということです。繰り返しになりますが、私たちがゆで卵をゆで卵だと分かるのは、個々のゆで卵体験が集積して組織された内在平面に巻き込まれることで、目の前にあるものがゆで卵だと開示され、そしてここにあるこのものがゆで卵だと開示されるたびごとに、他者へと振り向いて、「これゆで卵だよね」と繰り返し確認することで、ゆで卵が指し示される照準が、その後何度別個のゆで卵体験をしようとももはや微妙なずれしか生じないほどに照準され終わった状態にあるからです。

すでに述べたことの繰り返しになりますが、つまりは私たちの「分かる」は動物にも共通したゆで卵体験の総体のメジアンである第一の記憶（第一の縮約）と、面前他者を振り返り振り返り形成された第二の記憶（第二の縮約）の二重のプロセスから常になりたっていて（コラム2参照）、この二重のプロセスが遅滞なく一挙に行われてしまうことが、私たちがゆで卵をゆで卵だと分かり、さらにはゆで卵が押しも押されもしないこの世界における実体となる（アリストテレス的実体とでも言ってもいいと思いますが）ということです。そして、こうした目の前のゆで卵がゆで卵だと「分かる」ことを、私たちは「分かる」の範型だと一方では感じています。

こうなると、ゆで卵はもうほとんど情報としてやり取りできるかに見えるようになります。明美の気持ちが「分かる」ということを、私たちは普段からの癖で、ゆで卵がゆで卵だと分かるような「分かる」だと錯覚してしまいがちです。この普段からの癖というのはともかく年季が入っていて、アリストテレス的性癖と言ってもよいかもしれませんが、私たちが物事をちゃんと（あるいは科学的に）「分かっ」たと感じるのは、たいていは、このアリストテレス的性癖が満足されたときです。ですから、明美の気持ちがちゃんと「分かっ」たと感じるためには、私たちは目の前のゆで卵がゆで卵だと分かるように、明美の気持ちが目に見えるように分かったと感じたいと思うのだと思います。そのためには明美の気持ちを恋心の告白のように払い出して実体化しなければならないのですが、明美の気持ちはそれを言語化して実体化し、払い出した途端にそこにあるそのものではなくなってしまうという性質をもともともっていることに、実際は注意を払っておかなくてはなりません。

ここまで論じてくると、ヤスパースの議論は、実験・実証的了解の出発点を準備しているのだということが分かります。実験・実証的了解の前提では、明美の気持ちがゆで卵のような形で少なくとも明美の意識下のある時点では存在していて、鯖吉に対してだけそれはブラックボックスとして隠されている。だから明美の気持ちを何らかの仕方で解読する解読装置があれば、それを解読できるという筋立てでした。

しかしそもそも明美にとっても自分の気持ちは、ゆで卵がゆで卵だと分かるようには分かってはおらず、むしろゆで卵と同じような形でそれを実体化して、現実に払い出した場合には、それはそれまでそこにあった本来の明美の気持ちの集大成である内在平面を常に通り過ぎてしまって、その内在平面を変質させるような仕方でしか分かることができない何事かなのだということです。つまり明美の気持ちは、そもそもゆで卵がゆで卵だと分かるのとは矛盾したあり方をしているということになります。

ゆで卵がゆで卵だと分かるように自分のことを分かられてしまうと、「好きです。付き合ってください」と告白した時に、急に自分の気持ちに対して冷めてしまうのと同じような感覚を私たちは抱くことになります。私の彼女への、あるいは彼女の私への、あるいは明美の鯖吉への思いは、「好きです」で括ってしまっては通り過ぎられてしまい、「好きです」と告白することで変質させられてしまう内在平面なのであって、それをそれと名指すことによって「分かる」のではなくて、そのようなものとして繰り返し繰り返しそのことについて語らいあい、きっと「好きです」がこれから私たちには到来するのだろうと来るべき未来へと向けてともにまなざすことが、「好きです」に接近するための正しい作法なのです。

グルジアには、スプラという友達や家族同士で繰り返し行われる宴会があります。自家醸造したクヴェヴリワインを手にさまざまの食材を用いて作った料理をテーブルいっぱいに並べてポリフォニーの合唱を時に交えながら、タマダと呼ばれる進行役の主催者が繰り返し乾杯、そしてスピーチをするのですが、このスピーチは気持ちを名付けるための正しい作法がどのようなものかを範型的に伝えています。このスピーチは宴会の間何度も繰り返し繰り返し行われ、その中で私たちの気持ちが一期一会的に、一つの定まった言葉によってではなしにポリフォニー的に名指されていくのです。

今や、どうして、ＡＤＨＤの講演会の後で私が自分もＡＤＨＤだと告白して演者と話をしようとしたときには、相手の私へのまなざしが変化したと感じて違和感を抱き、某大学の教授とＡＤＨＤ話で盛り上がっていた時にはむしろ愉快だったのか、この二つの場面のどこが違うのかが推測できます。ちょっとおおげさに言うならば、つまりは、私はこれから来るべきこと、ハイデガー流に言うならば未来への投企として語り合われるべき自分のＡＤＨＤが、出来上がってしまって、ほとんど情報と等価になってしまった後のゆで卵のように名指されてしまったことに失望したのだと言うこともできるでしょう。

第四章 了解を断念しなければならない時

了解不能という判断

ここまで論じてきたように、ゆで卵を呼ぶような仕方で自分の気持ちに名前を付けられてしまうことへの違和感が、当事者として顧みた場合には自分には生じてくるわけですが、他方で精神科医としての私は、了解できないと考えられる事例に遭遇した場合、それを特定の名前（たとえばうつ病ならうつ病、統合失調症ならば統合失調症）でもって名指し、薬物療法あるいは電気ショック療法などの物理的介入をするという訓練を受けています。第三章で考えてきたように、本来、「気持ち」はその本性上ゆで卵のように名指すのにはそぐわない、あるいは単純に名指すことはふさわしくない性質を持っている事柄なわけですが、了解不能という判断によって、ゆで卵的に一部の精神疾患を私たちは扱うことになります。

ここには、潜在的・顕在的に、精神科医と精神科ユーザーの間に緊張をもたらす一つの本質的な源泉があるように思われます。これも後で話題にするオープン・ダイアローグと呼ばれる方法――これは一種のスプラのようなものですが――で統合失調症を癒そうという試みに、多くの患者・家族が強く心惹かれるのは、「気持ち」を扱うのは「気持ち」によってという原理原則から考えると当然そうあってしかるべきでしょう。しかし、当事者としては、ゆで卵に準じて扱われることには違和感を抱きつつ、にもかかわらず、職業精神科医としての私は、了解によって線引きをし、了解できない症状に対して物理的介入をすることは自分の職責の不可分の一部だと考えています。それは次のような事例の経験を私たちが精神科医を生業とすることを通して繰り返し体験するからです。

龍沢達夫さんは私と同い年の六二歳です。某中堅企業の取締役で、部下からの人望も厚く、奥様も達夫さんを頼りにされていて、近くに住んでいるお孫さんが訪ねてくるのを楽しみにしておられ、中日ドラゴンズの大ファンで、ドラゴンズの試合をテレビ中継で見ながらビールを飲むのが何よりの楽しみという人です。一見豪放磊落に見えるのですが、細やかな気配りをする人です。

それまで病気知らずだった達夫さんは、当院に受診される半年ほど前に、がん検診で早期がんが見つかり、胃の切除術を受けます。経過は順調で、医者からも「粘膜への浸潤もないし、まず再発のリスクはありませんよ」と言われ、化学療法などもなく退院となりました。

退院後数週間は元通りの元気さのように見えたのですが、めまいと頑固な便秘の訴えが始まり、何軒かの医者にかかりますが原因は不明で、体重も三ヵ月で五キログラムも減ってしまい、ドラゴンズの試合にもまったく興味がなくなり、夜も医者からもらった睡眠薬を飲まないと眠れなくなってしまいます。あれほどかわいがっていたお孫さんも、来ると思うと遊ぶことが負担で気が重く、できれば来てほしくないと思うようになってしまいました。かかりつけの内科医の方の紹介を受けて近所の心療内科にかかってＳＳＲＩというタイプの抗うつ剤を処方されますが、気持ちが悪くなって食べられた物も食べられなくなってしまっただけで、症状はさらに悪化したため、当院を受診されました。

初診時は、憔悴された様子ではありましたが、身だしなみは整っていて、「先生、ここに来ても仕方がないんです。家内に無理に連れてこられましたが先生のお時間を取るのも申し訳ない。便がうまくでないのが体調不良の原因だと思います。私がやったことが会社に大きな損害を与えてしまいました。取り返しがつかないことをしてしまったんです」と訴えられ、抗うつ剤は処方されても効かなかったからと言葉は丁寧ですが服用を断固拒否され、もう帰ろうと奥様をしきりに促され落ち着かないご様子でした。

会社には実際には何の大きな問題も起こってはおらず、便秘もよく聞くとそれほどでもないにもかかわらず、何度そのことを指摘しても同じ話に戻ってしまい、堂々めぐりになってしまいます。自殺の危険もあるからと入院をおすすめしたところ、「入院なんてとんでもない。うちにはもうお金がありません。入院などしたら破産してしまいます」とこれも断固拒否されたため、奥様と娘さんを説得して、人数で囲んで無理やり病室まで連れていく医療保護入院となってしまいました。

しかし、病棟に入って入口の鍵を閉めた途端に奥様に泣きながら「連れて帰って〜、こんなところにおいていかないで〜」と叫ばれるので、情にほだされた奥様は同意を撤回しておうちに連れ帰ってしまわれました。退院二日後の夜に奥様が目を離したすきに、縊頸未遂があり、家族で交代して見張っていたものの不眠不休で疲れ果ててどうしようもなくなり、退院後三日目に再び医療保護入院となりました。娘さんも奥様もご主人を病棟に置いていかれる時には、今生の別れになるかのように泣いておられました。しばらくは、保護室という施錠された個室で隔離せざるをえませんでしたが、ミルタザピンとデュロキセチンという強力な抗うつ剤の組み合わせを試したところ、二週間ほどでみるみる病状は回復し、一ヵ月後には退院となりました。二ヵ月後には職場にも復帰され、残業だけを制限していますが、ドラゴンズの試合に球場まで時々足を運ぶ熱心なファンに戻り、お孫さんの来訪がまた楽しみになっています。

ごく単純化して言います。早期がんとはいえ、がんが見つかり、入院生活をし、死の可能性も頭をよぎり、達夫さんが気持ち的にふさぎこんでしまうのは、当然了解できます。しかしもともと社会的に何の問題もなく、元気に過ごされていた方が、便秘が深刻な病気の表れだと思い込んでドクターショッピングをし、何度も検査をしてその結果が正常で安心していい状況なのに、どうしてもこの便秘は深刻な病気の徴候なのだという考えに固執してしまい、違うといくら理を尽くして説得してもまったく聞き入れることができず、これに加えて、客観的には目立って何もたいした失敗をしたという状況ではないのに取り返しのつかないことをしたと嘆き続け、さらにはかなり大きな会社の役員をしていらっしゃって経済的には余裕があるのに入院費も払えないほど貧乏になったとも思い込んでいらっしゃる。もともと頭の回転は速く分かりがいい方なのに（このことは病気が治ってから確認できたのですが）ともかく何を言っても堂々めぐりで同じ話に話が戻ってしまう。

こんなになってしまうほどの気持ちの落ち込みは、治癒した早期がんという原因とは釣り合わないと精神科医的には考えるわけです。つまりこの差分、特定の出来事がこの当事者に引き起こすであろうと予想される心の状態と実際の心の状態の釣り合わない部分が「了解不能」な部分であって（この場合は、発生的了解でしょうが）、この了解不能な部分は何らかの脳の変調で、薬とか電気ショックといった物理的介入をしなければ逆転できないと考えるように精神科医としての私たちは訓練を受け、精神科医を生業として続けることでますます深くそうだと確信していきます（一三四頁、図7）。

またこのことは、これ以上は説得しても脳の変調があるから分かってはもらえないと見切りをつけて、ご本人を保護するために、強制入院を考えることにも直接つながります。こうした場合、つまりもともとのきっかけとなった出来事とそこから出てきた症状が明確に釣り合わないと感じられる場合には、それに加えて、それこそベルリンでもトビリシでも名古屋でも、人種が違っても性別や社会階層が違っても、繰り返し同じような訴えがクリシェのように出現してきます。つまりさまざまの社会的背景も文化的背景も、文献を紐解けば時代さえも違う人たちが、病気になると異口同音に同じような訴えをするようになります。このこともこれは「病気」なんだ、何か同じ種類の変調が起こっているのだという精神科医の思いを深くします。

しかも、この「病気」、ここではうつ病ですが、この病気は放置すると高い確率で自殺に至り、さらには時間が経つと治りにくくなります。もっと言えば、発症して半年から一年以内であれば相当の確率で達夫さんのように投薬や電気ショックできれいに「治す」ことができる場合を、私たちはいくどとなく精神科医生活の中で体験します。こうした例を繰り返し体験することで、精神科医が一部の状況においては物理的治療に前のめりになる気持ちは分かっていただけるかと思います。

しかし、こうした仕方は繰り返しになりますが気持ちの問題をゆで卵のように名付けてしまうことでもあります。ですから、多くの場合、達夫さんの奥様や娘さんがそうであったようにご本人はもとより、ご家族も、こうしたやり方にまずは違和感を持たれることがほとんどです。達夫さんのご家族も結局、一度はおうちに連れ帰ってしまわれましたが、これはとても危険なことなので、精神科医は私たちがそうであったように強く反対するのが常だと思います。にもかかわらず、ご家族がご主人を連れ帰ってしまわれたほど、この精神科的やり方に対する素朴な違和感は強いのだと思います。

しかし当然なのですが、こうした物理的介入が適切でないか、あるいはせいぜい刺し身のツマ程度の働きしかしない事例も言うまでもなく数多くあります。こうした場合には、薬物療法は、シャーロック・ホームズが『空き家の冒険』で気絶したワトソンにコートの内ポケットにしまってあったスキットルから出して気付け薬として飲ませたブランデーのようなものです。つまりその場でちょっと楽になったり冷静になってもらったりしてもらう手助けにはなるかもしれませんが、それを精神科医が事件解決の決め手になると考えることはありません。うつ病の方に腹を決めて、事件の解決の決め手として抗うつ剤を飲ませようとする場合とは、スタンスが違うのです。

了解を断念してはならない場合

薬がシャーロック・ホームズのブランデー程度の役目しか果たさないと考えられる例も挙げてみましょう。

アイ子さんは、幼少時から家庭環境が悪く、何度か家出を繰り返してきた一七歳の女性です。両親は本人が中学生の時に離婚。高校一年の時に母親が再婚し、義父と折り合いが悪かったこともあり、そのころからたびたび家出をし、高校も中退しました。何度か補導もされ母親はそのたびに警察に呼び出され、家では母親と取っ組み合いの喧嘩になって警察沙汰にもなっています。

とうとう一七歳の時に家を出て、五歳年上の男性と同棲を始めます。しかし、半年後に妊娠が発覚。妊娠が分かった途端、男性は家に帰って来なくなり音信不通となったため、仕方なく実家に戻って出産したのですが、義理の父親と実母に辛くあたられ、子供を連れて再び家出。当初は、水商売をしながら子供の世話をがんばってしていましたが、生活に追われて疲れ果て、大量服薬をして当院に運び込まれました。

病院から呼びだされて不承不承やってきた母親は「迷惑ばかりかけやがって、入院して二度と出てくるな」と毒づき、看護師の目の前で殴るけるの親子喧嘩が始まってしまいました。そのまま「死んでやる」と駆け出しそうになったために、看護師と担当医が無理に外来の別の部屋に誘導して、落ち着かせるべく、少量のクエチアピンという薬剤を飲んでもらいました。当人は精神科病棟への入院を激しく拒絶していました。

達夫さんの場合、達夫さんの一部の言動は了解できる範囲を超えており、その部分は極端に言えば脳の機能障害であると精神科医は一般的に考えます。そう判断した後は、それについては精神科医は説得や了解の試みを途中で切り上げ、入院によって達夫さんを保護し、投薬によってこの脳の機能障害を回復することを目指します。

では、同じことがアイ子さんにも言えるでしょうか。アイ子さんがどうして大量服薬をしたのか、その生活史を聞くと、「それはそうなるよね」とおおよそ理解できるような気がしないでしょうか。ここには、症状と出来事の間にはっきりと分かるような不均衡がありません（図7）。もちろんこうした場合であっても、背後に甲状腺の機能障害などさまざまの疾患が隠れていることがあり、症状を簡単に了解してしまうことはいつも誤診の可能性と隣り合わせだということは肝に銘じておく必要はありますが、まずは「それは大変だったね」あるいは「たくさん薬を飲むのがいいことだとは思えないけれど、そういう気持ちにはなるよね」など可能なかぎりどうして今彼女の気持ちはそうなっているのかを了解したうえで、これからどうしようかと現在のぎりぎりの状況を緩和する手立てをいっし

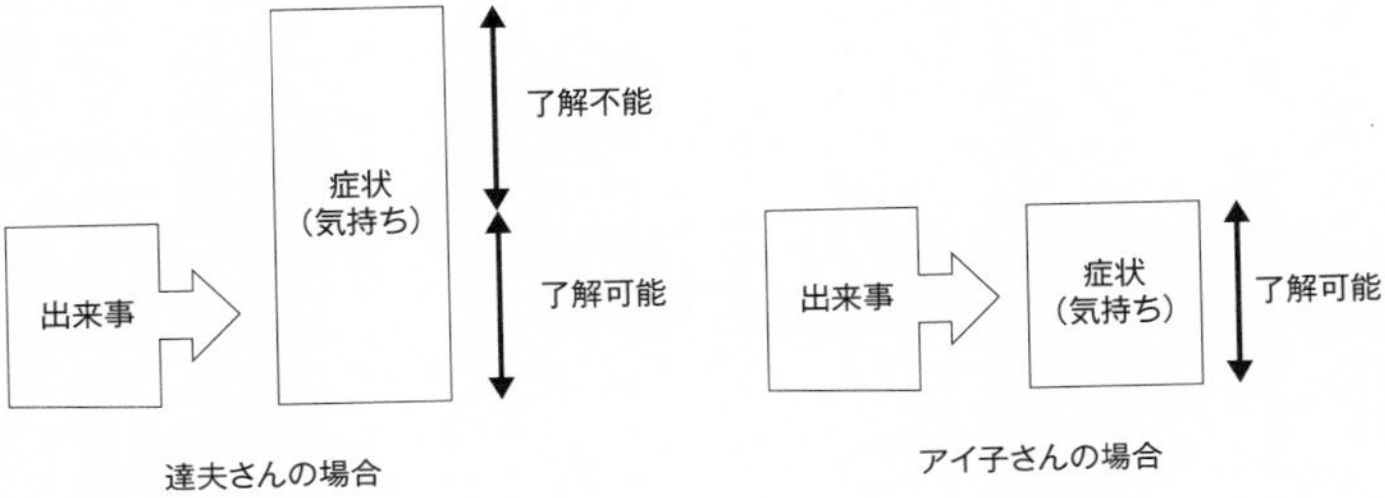

図7

ょに考えるということになると思われます。

　この状況ではとても両親といっしょに住むのは無理でしょうから、たとえば生活保護を申請し、アイ子さん自身の時間を確保するために場合によっては保育所を確保し、それで一息ついたら子育てをしながら就業できる可能性があるか、何らかの職業訓練を受けられるかなど、ケースワークへと持っていく手もあるでしょう。あるいは、よくよくいっしょに考えると子供を一人で育てていくのは難しいという結論になるかもしれません。そうなった場合には子供を手放さなくてはならない罪悪感を共有するといったことも必要になるでしょう。

　大声を出して暴れているからといって、薬物で鎮静して母親の同意を得て強制入院にしてしまうでは、アイ子さんの場合、その先の治療につながるとはとても思えません。話し合いの後に、アイ子さんが落ち着いて、少し休んでいきたいと希望するのであれば、少量の鎮静剤を気付け薬のブランデー代わりに刺し身のツマとして飲んでもらって一晩とか二晩とか泊まっていってもらうというのは良いのでしょうが、本人が再来院の約束をしてくれて、これからいろいろなことを話し合っていける目途がつけば、本人がそう望めば入院をしないというのも当然選択肢に入るでしょう。

達夫さんの場合とはその確率は格段に違うとは思いますが、この場合でも突発的な自殺のリスクがゼロだということはないと思います。しかも、お母さんはアイ子さんをできたら一生精神病院に入れ、出してほしくないと言い放ち、「何かあったら先生に責任を取ってもらいますよ」と息巻いています。しかしそれでも、アイ子さんとの信頼関係が結べた、アイ子さんは約束した外来日に相談しに来てくれるだろうと考えることができれば、子供の安全さえ担保されていれば、アイ子さんをリスクを負っても入院させないことは十分有望な選択肢の一つです。症状への「了解」が可能な場合、本人の意思に反することは行わないのがあくまでも精神科医の介入の仕方の基本になります。

外科の先生らしい外科の先生という人がいらっしゃいます。多分人の体を切るという特殊な行為を反復することが、何かがその人の振る舞いにそれらしい痕跡を残すのかもしれません。精神科医の精神科医らしさとはどこから出てくるのか。精神科の訓練を受けていらっしゃらない心療内科の先生と精神科医はどこか違う、という感覚を多くの精神科医は感じます。おそらくそれは了解という線引きをするのかどうかという点から来るのではないかと私は思っています。ただ言うまでもないことですが、これは決して優劣の問題ではありません。オープン・ダイアローグを話題にする時に後から触れますが、了解不能な場合への物理的介入は、精神科医に固有の問題とも関係してきますから良い点も悪い点もあり、単に違うというだけのことです。

「疎通」という言葉があります。これは精神科の業界用語としては、「心が通じる」といったニュアンスで用いられる言葉です。たとえば、うつ病の達夫さんは、ちょっと見には落ち着いて話しておられ、話の内容そのものもそれほどにはおかしくはなくて、こちらの言うことにはきちんと応答されますから、いかにも一見話が通じているようですが、結局のところは、静的了解、つまり心が通じあうという実感が持てず、「疎通」は失われていると私たちは感じます。それに対して、アイ子さんは毒づいて暴れていて、大声で叫んでとりあえずは人数を頼んで押さえつけなければならない状態で、心が通じるかどうかなどという以前の問題といった有り様でしたが、「お母さんがどう言ってもあなたが必要でないならば入院はさせない。子供が無事にいられるかどうかはそれとは別に考えなければいけないけど」と声掛けをすると、暴れるのをやめて、少し話をしましょうと言うと頷いて、それからきちんと話ができました。「疎通性あり」とこの場合は考えるわけです。

何のことはない、話が通じるかどうかというだけのことじゃないかと言われればその通りです。しかしアイ子さんのような例でも、本当にやけっぱちになっていてあらゆる人への不信感から下を向いて何も喋らない人もいますし、達夫さんのような場合でも、症状が軽い場合には、疎通が相当程度まで可能な場合ももちろんあって、その境界線を引くには一定の熟練を要します。ですから、それでも話がまだ通じるのか、もう話が通じないのかをいつも考え続けることが、外科医にとって切り続けることが外科医をつくるように、精神科医を精神科医らしくするように思えるのです。

説明はできても了解は不能の事例

もう一例、了解がまったくできない状態の典型的な事例をお示ししましょう。次の事例は発作後のもうろう状態でお母さんを撲殺してしまった外国の実際にあった事例です。(1)

一〇代の青年ヘンリー・ワクテルは、母親を殺害した容疑で二〇一二年に逮捕されました。当初報道機関は「無軌道な若者の暴走また再び」といった論調での記事が目立ちました。しかし事件の一部始終の録音が母親の緊急通報によって救急車の配車センターに残っており、ヘンリーがてんかんの大発作を起こしていたこと、その様子を見た母親がヘンリーに駆け寄って発作直後の昏睡状態の時に抱きしめながら救急通報したこと、救急通報を受けた電話交換手がすぐにそばを離れるように指示したにもかかわらず、母親は彼を抱きしめ続け、そのあと母親の助けを求める悲鳴が聞こえたこと、そしてしばらくの静寂の後に、母親の変わり果てた姿に驚いた息子が最初は戸惑い、おもむろに「ママ、ママ」と呼びかける様子とすすり泣きがそれに続き、経過全体から発作後もうろう状態で母親を殴り殺してしまったことが強く示唆され、ヘンリーはその後無罪となりました。

この事例は、ギリシア神話のヘラクレスの事例と同じです。エウリピデス版よりももう少し古いギリシア悲劇の中では、ヘラクレスは、発作後もうろう状態の最中に我が子を火の中に投げ込んで殺してしまい、正気に戻って嘆き悲しんだという場面があります。ただし、現実のてんかんの発作後もうろう状態では、この事例のように抱き着いていたりしなければ実際にはこういった出来事が起きることはほとんどありませんし、実際、本邦ではこうした事例が起こったとは聞いたことがありませんから、このヘンリーのケースはずいぶん例外的なケースです。

いずれにしても、この事例で私たちが注目すべきなのは、ヘンリーがどうしてお母さんを撲殺してしまったかは、私たちには了解できず、さらに言えばヘンリー自身にも了解できないという点です。しかし、ヘンリーがどうしてお母さんを殺したかは、了解はできませんが説明はできます。

てんかんの大発作が起こると、その直後に脳はいったんごく短時間ですが機能を停止したような状態になります。そして数分から数十分かけて再起動が自動的に起こるのですが、再起動して元の画面に戻るまでの途中で、野生の動物のような状態が一過性に出現します。野生の動物が傷ついていて助けてやろうと思って近づいてもその意図が分からず嚙みつくように、もうろう状態の人も近づく人に脅威を感じ、反撃します。ですからヘンリーの事例では、お母さんがヘンリーを助けようとハグしたために、こうした事故が起こってしまったのだと解釈できます。

つまり、お母さんは、てんかんの大発作を起こしてしまったために了解という仕方で接近することができなくなってしまっているヘンリーに対して、いつものヘンリーに対するようにその傍らにあって了解しようと必死で試みたためにこの悲劇が起こったのだとも言えます。

要するに、了解という仕方で接近してはならない状態が厳然として存在するのだということです。精神科医を生業として営む時に、私たちは必ずこのことを繰り返し体験によって学びます。逆にアイ子さんのケースのように、基本的には了解によって接近しなければならない場合もあります。すでに触れたように、この線引きは時には明白で、時には逡巡し迷わねばならない場合もあり、二つの接近方法を同時に用いる必要がある場合も確かにあります。しかし、取り立てて二つの方法を分けなくても、いつでも両にらみで脳のことも心のことも考えておいたらいいじゃないといった考え方では、時に大きな問題が生じます。たとえばヘンリーのケースでは二つの接近方法は明確に相いれず、了解を明確に否定しなければいけませんし、アイ子さんのケースでもアイ子さんの来てくれるという約束を信じて入院をさせないという決断に踏み切るには、今度は了解の方に舵をきって選択するという決断があって初めてそれは可能になるでしょう。つまり外科医が切るか切らないかの決断を生業とする職業であるように、精神科医とは了解するか了解しないかを決断する生業なのだと思うのです。

ヤスパースの了解を臨床的に使いやすい形にしたシュナイダーというドイツ人の精神科医がいて、この人が引いた太い境界線は意識的か無意識的かは別にして今でも精神科医の判断の中で生きていま

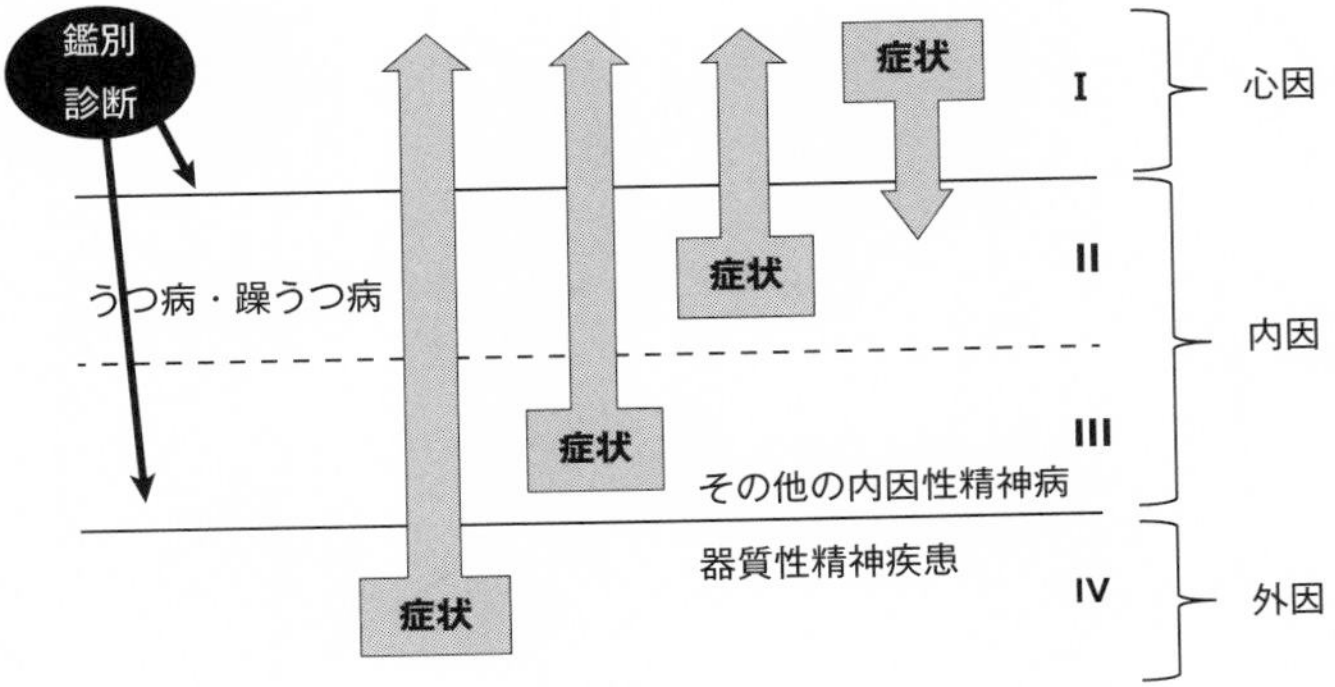

図8　精神疾患診断階層図

す（シュナイダーは、了解ができないことを、「生活発展の意味連続性の中断」というもう少し厳密な言葉で表現していますが、この本では「了解」という用語をそのまま使うことにします）。古茶大樹先生という方が、これを上手にまとめていらっしゃって図8はそれを簡略化して示したものですが（臨床精神病理学――精神医学における疾患と診断』日本評論社、二〇一九、五七頁）、基本的にはまずは了解を前面に出すべき状態を心因性の問題、特定の病気が原因だと分かっていて了解をすべきでないものを外因性の問題とまとめてあります。古茶先生のこの図では、アイ子さんの問題は心因性、ヘンリーの問題は外因性ということになります。達夫さんの場合も、了解が難しいものの範疇という意味では外因性ということになりそうですが、物理的にその脳の変調の原因となる病気をこれだと特定できないので、これは外因の中にはとりあえずは入れずに別枠にしておこうというのが、シュナイダーの考えで、古茶先生の図もそのようになっています。

ヘンリーのような場合に了解でアプローチしてはいけないのは、多くの人が同意していただけると思うのですが、達夫さんの場合には、実際、話が通じそうなところもあるので、実は意見が分かれるところがあります。オープン・ダイアローグというフィンランドで開発された方法はそうした考えに一つの筋道をつけたものとも考えられます。

オープン・ダイアローグという方法

斎藤環先生の『オープンダイアローグとは何か』（医学書院）を主に参照しながら、この方法についてまずはざっと復習をしておきたいと思います。オープン・ダイアローグは、患者やその家族から「大変です。助けてください」という依頼を電話で受けるところから始まります。この電話を受けたスタッフが、グルジアの宴会・スプラで言うところのタマダになります。そしてこのオープン・ダイアローグ・タマダになった人は、責任をもって二四時間以内に治療チームを結成し、患者宅（あるいは患者・家族がそこでしたいと希望すれば別の適切と思われる場所）へ訪問します。患者・家族・治療スタッフ複数名が、そこでいわばちょっとしたスプラを必要なかぎり繰り返し催すというのがそのコンセプトです。

スプラと同じで、タマダ係の人はファシリテーターとしての役割を果たしますが、何らかの落としどころが決まっているわけでも、定まった向かう先があるわけでもなく、ただただ語り合うことが目的です。

斎藤先生の本ではマリー・オルソンのまとめた実践のための一二項目として以下の項目がピックアップされています。

1. ミーティングには二人以上のセラピストが参加する
2. 家族と治療チームのメンバーがスプラへの参加者
3. 開かれた質問をする
4. クライアントの発言に応答する×
5. 今、この瞬間を大事にする
6. 複数の視点を引き出す
7. 対話において関係性に注目する
8. 問題発言や問題行動には淡々と対応しつつ、その意味には注意を払う
9. 症状ではなく、クライアントの独自の言葉や物語を大事にする
10. 本人の目の前での専門家同士の話し合い「リフレクティング」を用いる×
11. 本人抜きではいかなる決定もなされない（透明性を保つ）×

12．不確実性への耐性

おもしろいことに、ウィキペディアでオープン・ダイアローグの実践のために挙げられている項目をみると、九項目のうちで、マリー・オルソンの一二項目と重なっているのは三項目だけです。重なっている三項目には×で印をつけておきました。ウィキペディアでは、さらに次の六つが特徴として挙げられていました。

A）治療対象は最重度の統合失調症を含む、あらゆる精神障害をもつ人。
B）薬はできるだけ使わない。
C）依頼があったら二四時間以内に、本人・家族をまじえて初回ミーティングを開く。
D）危機が解消するまで、毎日でも対話をする。
E）テーマは事前に準備しない。スタッフ限定のミーティングなどもない。
F）もちろん幻覚妄想についても突っ込んで話す。

ちょっとわかりにくいところがあるので説明しておきたいと思います。前の章で、「気持ち」に名前を付けるのであれば、グルジア式宴会・スプラのように、繰り返し繰り返し、今あるものというよりもこれから来るべきものをいっしょにまなざすような仕方で相互に語り合うという仕方が本来それにふさわしい仕方なのではないかということを話題にしました。オープン・ダイアローグでの対話がそれと同じようになされるべきであるとすると、ここで挙げられている項目、特にオルソンの一二項目はその特性をよく表しています。

4〜7はリラックスしてスプラを続けるのに必要な作法でしょう。3の開かれた質問というのは、例としてはたとえば「お子さんはどの大学に進学されたの?」というのが閉じた質問であるのに対して、「お子さんはどうしてらっしゃいます?」は開かれた質問です。答えたくなければ開かれた質問には、「まあまあですよ」といった曖昧な答えもできるし、あるいはもっとがっつりと「東京大学に進学しました」と自慢をすることもできるでしょう。しかし、たとえば自分の子供が東京大学に行った人が、どうやらそうでもなさそうな大学で諦めたと思われる隣人の母親に「お子さんはどの大学に?」と言うのは基本的には悪意と取られてもしかたがありません。つまり閉じた質問は常に相手を追い詰めたり、意識的・無意識的なバトルを誘発する可能性があり、見知らぬ人同士がスプラを始める場合の質問としては馴染まないところがあります。

「今、この瞬間を大事にする」という項目と、「症状ではなく、クライアントの独自の言葉や物語を大事にする」というのは、ほぼ同じことです。精神科医は通常はまったく逆の聞き取り方をしています。たとえば、ある初老の上品な婦人は、内科外来で突然匍匐《ほふく》前進を始めたため、うちの病棟に緊急入院になったのですが、落ち着いてからその理由を尋ねると「内科の先生の診察室にタオルがかかっていて、それは『倒れろ』という合図だと考えました」というお答えでした。

精神科医は、ちょっと図式化して言うと、この訴えを聞くと、知覚には問題がないのにその解釈に問題がある妄想知覚という症状だと考え、これは中脳とその直近の前頭葉側坐核を結ぶドパミン作動性神経の過剰興奮のせいだと解釈し、ドパミン遮断剤というものを処方しようという連想が自動的に働くように訓練を受けています。つまり、内容ではなく特定の形式を聞く、とこの聞き方を表現しても良いのですが、この今の瞬間を共にするということではなくて、症状を聞き出し、正しく診断し、それに対して正しい対処法を行うという医学的姿勢がまずは精神科医のデフォールトになります。ここだけを取ると、オープン・ダイアローグの方法と、通常の精神医学的方法は極めて対立的な方法であるという結論になってしまうでしょう。

実際、署名のないウィキペディア的なオープン・ダイアローグの理解では、「薬はできるだけ使わない」という項目が挿入されていて、オープン・ダイアローグに対するこうした解釈が必ずしも一方的な深読みではないことが裏打ちされています。しかし、署名入りのオルソンの論文では、薬の使用の制限についてのこの項目は含まれてはいません。オルソンの論文では投薬の可否については11番目の項目が生きてきます。専門家が「やっぱり薬剤の投与があった方が楽になるんじゃないか」、あるいは「薬剤の投与があった方が、よりこのスプラの内容が実り多くなるんじゃないか」と思った場合には、そういう意見を述べることがここで禁止されているわけではないということです。

さらに言えば、もともとそういう意図で導入されているわけではないものの、専門家が少なくとも二人以上はこのスプラには参加しているはずですから、そこでこの二人が、投薬はあった方がこのスプラがより実り多いと思う、そうではないと思うという二つの陣営に分かれて、患者・家族の前でミニ討論会をすることも可能なはずです（一種のリフレクティング）。6の複数の視点ということから言えば、むしろ、確実に世間的には存在するこの視点を積極的に一つの視点として患者・家族の前で展開しておくことも、真のポリフォニーを実現するためには不可欠とも言えるような気がします。もちろんスプラ的な雰囲気を決定的に壊すような仕方でそれを行うのではどうしようもないのでしょうけれど。うまく行えば、専門家同士が患者・家族の目の前で、投薬の得失を反対・賛成の立場から議論しあうというリフレクティングの手法は、治療が押し付けられる感覚を大きく軽減し、スプラ感を保つにはよいようにも思えます。

スプラ的接近が有害な場合

この本でご紹介している事例はヘンリーの事例と私自身を除いては実際の事例ではなくて、すべてフィクションなのですが、とはいっても実際に私たちが経験する事例を煮詰めたようなよくある事例だと思っていただくとよいと思います。ヘンリー以外にも、いわゆる外因性の精神疾患というのは数多く存在します。だめおしのようですが、もう一例こうしたフィクションを紹介します。

天童英子さんは、外資系の貿易事務所で働くとても優秀な方で、同期でも出世頭ですでに課長になっていらっしゃる三〇代の女性です。三年前から大手企業の部長級の方とおつきあいがあるのですが、向こうの方は六年くらい前から奥様とはもう別居状態で、離婚の調停も四年前から行われているものの、なかなからちがあかない状態です。

ところが二ヵ月前に奥様の方が、英子さんに対して慰謝料請求の訴訟を起こされ、英子さんの方も、自分が部長と知り合った時にはすでに婚姻関係は実質的には破綻していたという主張で現在まだ係争中なのですが、三週間ほど前に風邪をひき、これまで一度も寝込んだこともなかったのに、一週間ほど寝込んでしまいました。

もともと冷静沈着で「鉄の女」とも蔭で言われるほどで、部下からの圧倒的な信頼も受けていた英子さんなのですが、ここ一週間は人が変わったようにいらいらしていて、もともと折り合いの悪かった上司と言い争いになって三〇分くらい大声で怒鳴りあうという事件が起こり、諸般の事情もよく承知していた英子さんの部下たちは、無理やり再休暇を取らせ、訴訟の心労と風邪のダブルパンチで「うつ」になっているんじゃないかと、英子さんを慕う恭子さんという入社二年目の新入社員の部下が、近所のメンタルクリニックに英子さんを連れていきました。

恭子さんは、昨年五月頃慣れない新入社員として働き始めた時に、怖くて会社に行けなくなり、クールな見かけと違って根気よく面倒を見てくれて、自宅に来てくれ、メンタルクリニックにも付き合ってくれた英子さんには心から恩義を感じていました。いつでも診てくれるので評判の近所のメンタルクリニックの先生は、「そうですね。これは心労で間違いないでしょう」とSSRIを少量と軽い睡眠薬を出され帰宅したのですが、英子さんは帰りのタクシーの中でも喋りだしたらとまらず、仕事の話をしても日時などを間違えている英子さんの様子を見て、優しそうで爽やかなトレンディーな先生だったけどあのメンタルクリニックの先生を信用していいのだろうかと不安になった恭子さんは、あくる日に今度は大きな精神病院の外来に飛び込みで英子さんを連れていきます。そこでの診断も「その状況だったらしんどくなりますよね。メンタルで出された薬を飲んで自宅でゆっくり休んでください」と同じ結論を聞かされました。

そうこうするうちに、英子さんはご飯も口にもっていかないとほとんど食べない状態になって、時々エビぞりになってピーンとするといった症状も出てきたため、今度は大学病院の緊急外来を緊急受診しました。そこでの検査で、MRI、血液検査、脳波検査、さらには背中に針を刺して脳脊髄液を取りそれも調べましたが、まったく異常がないため、当直の脳神経内科の先生は「これはやはり心労でしょう。だいぶ重症だと思いますが。体がエビぞりになる症状には、オピストトーヌスという専門的な名前もあって、昔から心労で出てくる症状として有名です。メンタルの先生とよくご相談いただき、精神科での入院も考えられた方が良いかもしれませんね」と説明を受けました。

いったんうちに英子さんを連れ帰った恭子さんは、ほとんど喋らない英子さんを傍らに、自分は英子さんがいなかったらきっと会社にはあのまま行けなくなり、折り合いが悪くて出たくて出たくてしかたがなかった実家に帰らざるをえず、今はどうなっていたかわからない。あの時の恩義をなんとしてでも返さずにはいられないと思い定め、英子さんの様子を見ていても、これは絶対何か脳の病気に違いないとも思い、大学病院の精神科の外来へあくる日、今度は突撃初診を敢行します。

たくさんの患者さんが待っている待合室に、もし電車で乗り合わせたら絶対に隣には座らないような雰囲気の、ちょっと小汚い白衣を着た初老の医師とおぼしき男性が呼び込みをしていて、「〇〇さん、〇〇さん」と再来の患者さんの名前を呼んでいました。やみくもにその医師とおぼしき男性を捕まえて、早口で状況をまくしたて終わると、恭子さんは精根尽き果てて外来で号泣してしまいます。

ぼさぼさの髪をして、ちょっとだらしなく襟元の開いたポロシャツを着ていたその初老の医師は、恭子さんが号泣しているのに対してはほとんど目もくれず、言葉かけをするでもなく、英子さんに一言、二言話しかけると、診察室に戻っていきました。

「もうだめだ、追い出されるんだ」と恭子さんがうなだれていると、すぐに若い医師を何人か連れて戻ってきて、英子さんの車いすを押して、昨日受診したのと同じ救急の部屋へ連れて行きました。初老の医師は、役に立たなそうな外観とは違って意外にてきぱきと若いお医者さんたちに指示を出し、自分は再来の患者を診に外来に戻って行きました。その間にも、オピストトーヌスは何度となく出現しましたが、若い先生たちは、いろいろな検査をしながら交代してつきっきりで面倒を見てくれて、結局、六時間ほどして、もう一度、あの襟元のだらしない初老の先生がやってきて、次のような話をしてくれました。

「午前九時の時点では、脳波所見も何も異常は見つけられなかったんですが、少し鎮静をかけてきれいに取り直した脳波で、体が反り返っている状態は、てんかん発作だということが分かりました。お腹の超音波で卵巣に大きな腫瘍があることも確認でき、お腹のＣＴでそれが奇形腫という腫瘍だということも確認しました。これは卵巣の奇形腫に対して自分が作った抗体が自分の脳を攻撃してしまう自己免疫性脳炎という病気の可能性が高いと思います。よくがんばって早めに連れてこられてよかったと思います」

英子さんはその二日後には呼吸停止となり、挿管され呼吸管理もしなくてはならない状態になりましたが、免疫抑制剤やステロイド剤の投与、卵巣奇形腫の切除などを行って、次第に回復し、三ヵ月後には元に戻って、今はもう仕事に復帰し、元の鉄の女ぶりを発揮していらっしゃいます。恭子さんはそれまで、年を取ったらただでさえ小汚くなるんだからきちっとした格好くらいしたらどうかと、いつもだらしない格好をした初老の男性を見ると思っていたのが、この事件を契機に、見た目だけでは中身はどうなのか分からないと改めて思うようになりました。

急性の精神病の中には、ヘンリーの事例のように、「了解」してはならない事例が少数ですが必ず含まれています。スプラ的接近は、間違いなく時間の浪費であり、英子さんの場合のように一刻も早い物理的介入が、後遺症を最小限に抑えるために必要な場合には、スプラ的接近、あるいはオープン・ダイアローグ的な介入は、有害であると断定してよいと思われます。英子さんの事例でも、最初のメンタルクリニックの先生は、今付き合っている男性の妻から訴訟を起こされるという心因が十分に考えられる状況下で、英子さんの「症状」を了解できると思ったがゆえに、了解に惑わされてしまって誤診したのだと考えられます。恭子さんの英雄的な機転がなければ英子さんは重篤な後遺症を残してしまったか、あるいは命をなくした可能性も大です。

統合失調症やうつ病、躁うつ病に対して、スプラ的接近を優先するか、物理的介入（薬物療法）を優先するかというあれかこれかを、クレペリン的旧弊にとらわれたアンシャン・レジームとしての精神医学と人間的な温かさを回復させようとそれに対抗する新たな精神医学の潮流の対立という思想的な枠組みでとらえるのは確かに一つの見方ですが、実臨床で問題になっているのはおそらくそういう問題ではありません。

統合失調症・うつ病・躁うつ病といったいわゆる内因性の精神疾患は、ヘンリーの事例や英子さんの事例と比べると、一定程度は「了解」で行けそうな気配があります。しかし、たとえば、達夫さんのうつ病について、私自身は了解を断念し、ヘンリーや英子さんと同じ物理的介入でアプローチする方が正しいと思っていますし、オープン・ダイアローグの方法論をよくよく考えてみても、それでもやはり現時点では職業人としてのその考えに変わりはありません。むしろ達夫さんのうつ病の中核症状については、それを了解できると誤認することこそが、英子さんの事例と同じように治療を遅らせ、妨げるようにさえ思います。

ヤスパースが明示した問い、「了解」の問いを、アナクロニズムであって、今は時代はそんな問いを超えてずっと先に行っているのだと言う人たちもいますが、時代の先へ行っているか後塵を拝しているかなどということはこの際、どうでもいいといえばどうでもいいことです。つまり了解を断念しなければならないと考えた場合、精神科医は物理的手段が必要と考えるという原理原則があって、そうである以上、了解は対峙する患者さんや家族に決定的な影響を与えることになりますから、了解とは何かという問題は、精神科医を生業とする以上、今も間違いなく切実で決定的な問いであり続けているのです。

統合失調症が精神科医をつくる

「統合失調症が精神科医をつくる」という津田均先生という方が強調しておられたテーゼがありま

す。この言葉は、了解の問題と深くかかわっています。発達障害が時流の最先端になってきた昨今では、そうではないのではないか、「発達障害が精神科医をつくる」の方がより適切ではないのかという反論も聞こえそうですが、おそらくそうではありません。ヘンリーや英子さんのような外因性精神疾患（脳の病気で精神的な問題が生じている場合）は了解をどこかで思い切って断念しなければならず、アイ子さんのような心因性の問題が前面に出ている場合には基本的には了解をぎりぎりまでがんばって断念しないという大きな線引きを私たちは確認してきたのですが、内因性精神疾患、統合失調症やうつ病の場合には、了解の線をどう引くのかについて、事例ごとに、あるいは同じ事例であっても場合によって案件ごとに、精神科医の間でも戸惑いや逡巡があるというのがとても大味な現状報告になるような気がします。おそらく統合失調症において、精神科医はもっとも先鋭的に了解をどう考えるかということを突き付けられるがゆえに、津田先生は、先ほどの言葉を強調されたと思うのです。

たとえば、先ほどの内科の外来で匍匐前進を始められた初老の女性のことを考えてみましょう。この方の名前を仮に時子さんとします。この方は、内科外来から当科に来てもらおうとした時に拒否されて大暴れされ、無理やり入院となってしまったのですが、入院後は穏やかになられたので施錠していない個室に入室していただきました。しかし多くの非常に特徴的な振る舞いが、一見落ち着いているのに観察されました。たとえば、教授回診をしている時に、ご本人のお部屋の入り口の扉の下の隙間から、いろいろなことを書いたご自分のメモがまるでファックスのように毎回必ず恒例行事のように出てきたのですが（最初はびっくりしました）、時子さんの主張では実際にこれはファックスなのだということで、漠然となのですが、そのあて先は額田王《ぬかたのおおきみ》と関連しているようでした。新聞の番組表の下についているGコードも額田王からの自分への連絡だと主張されていて、ゆび電話と時子さんが称された方法で、ゆびをとても巧みに動かされて、それで額田王と交信ができると言われていました。

これは統合失調症的な了解不能の一つの典型例ですが、ヘンリーの例や英子さんの例と実際彼女を目の前にした場合、違うところもあります。ヘンリーの例や英子さんの例ではスプラ的接近をする余裕もありませんし、そもそもしばしば実際にやり取りが難しくなっていて、現実的にそんなことは無理だったのですが、時子さんの場合、おそらくスプラのような集まりを時子さんといっしょにやってやれないことはなかったと思うからです。さらに言えば、治療者側何人かとご家族、時子さんで、入院中にオープン・ダイアローグ式のちょっとした集まりをすることは、それほど時子さんにとって悪いことだとも思えないところがあります。

こう考えると、少し了解ということを本来の意味から広げて、スプラ的接近ができるかできないかということで仕切りなおすことができるかもしれないという気もしてきます。スプラ的接近ができるかどうかとは、言葉が何らかの形でお互いを本質的に変化させうるポテンシャルがあるのかどうか、と言い換えることもできるかもしれません。もっと言うならば、一つの言葉を挟んで対面する者同士、あるいはスプラ的にはその宴会に臨席している人々の間で、お互いの内在平面が揺さぶられるポテンシャルが一定以上確保されているかどうかと言ってもいいかもしれません。

内在平面というのは、繰り返しになりますが、たとえばゆで卵を例とした場合、①個々の人がそれまで体験してきたゆで卵体験の総体である、②ゆで卵あるいはそれに近いものに出会うと活性化されるように組織され、この活性化によって自らは再組織化される、③人間の場合には、お互いに共有できる可感的な「ゆで卵」という言葉を入口として絶えず修正を受けながら更新され続ける、といった特性を持つ構造体です。

図9の円錐は、動物の場合にはY1からYnへとその時その場の体験が蓄積され、次の体験をそれによって変化させる記憶の総体です。この円錐は、ベルクソンの有名な円錐（コラム2参照）に範をとってみましたが、この円錐のメカニズムは鳥類以上の動物では成立しているという話もコラム2でしています。そういう文脈においては、今、ここで「ゆで卵」と名指されたものは、二つの際立った特徴を持っています。それは実際に聞こえるという物質性を持っていて、それによって二人以上の人間がそれを共有できるということと、にもかかわらず内在平面という脳の中の潜在的な構造物を直接、操作できるという特徴です。この特性によって、動物の場合にはそれぞれの個体において完全に閉鎖系として構築されているベルクソンの円錐（個々の体験の集積とその組織化）は、人間の場合には開口部を持つことになります（図10）。ごく単純ですが、スプラ的アプローチが可能になるためには、最低限、ベルクソンの円錐、つまり内在平面が、開口部を持っていることが必要であることになります。

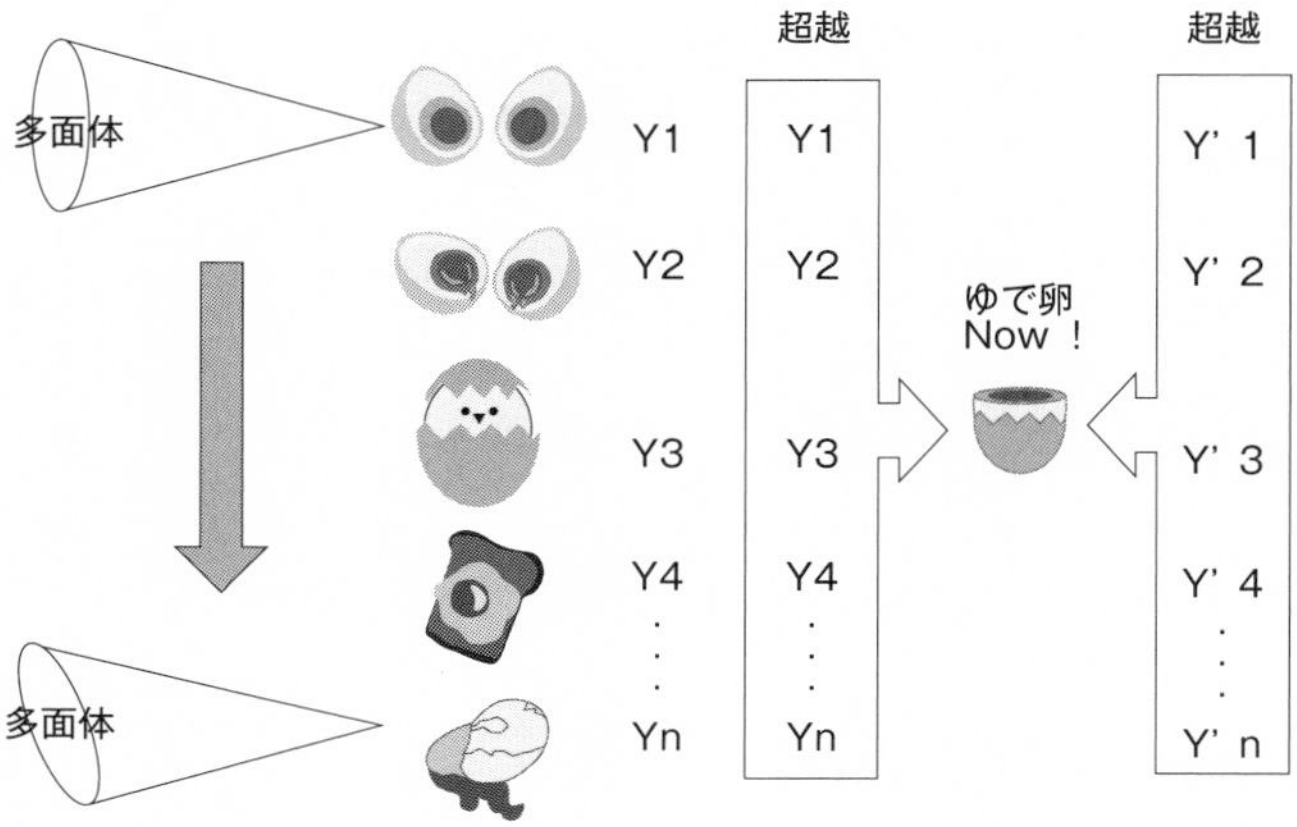

図9

この条件は、発生的了解、つまり刑事事件のような時に犯人の動機が理解できるというのよりも、より緩い条件です。たとえば先ほどの時子さんの場合、Gコードが額田王のメッセージというのも、タオルがタオレロという命令だというのも、静的了解は言うまでもなく発生的了解をするのもまず無理でしょう。しかし時子さんをどのような環境に置き、彼女にどのように話しかけるかは間違いなく時子さんの病状に影響を与えます。たとえば、オープン・ダイアローグで、オルソンがその原則の中にあげているような本人抜きではいかなる決定もなされない（少なくともどうして今、このことをしなければならないかを本人にきちんと説明する）という、決定プロセスの透明化は、時子さんの事例においては意味があるように思います。

しかし一つの言葉を挟んでお互いの内在平面がどう揺さぶられるかの揺さぶられ方は、時子さんとの対話

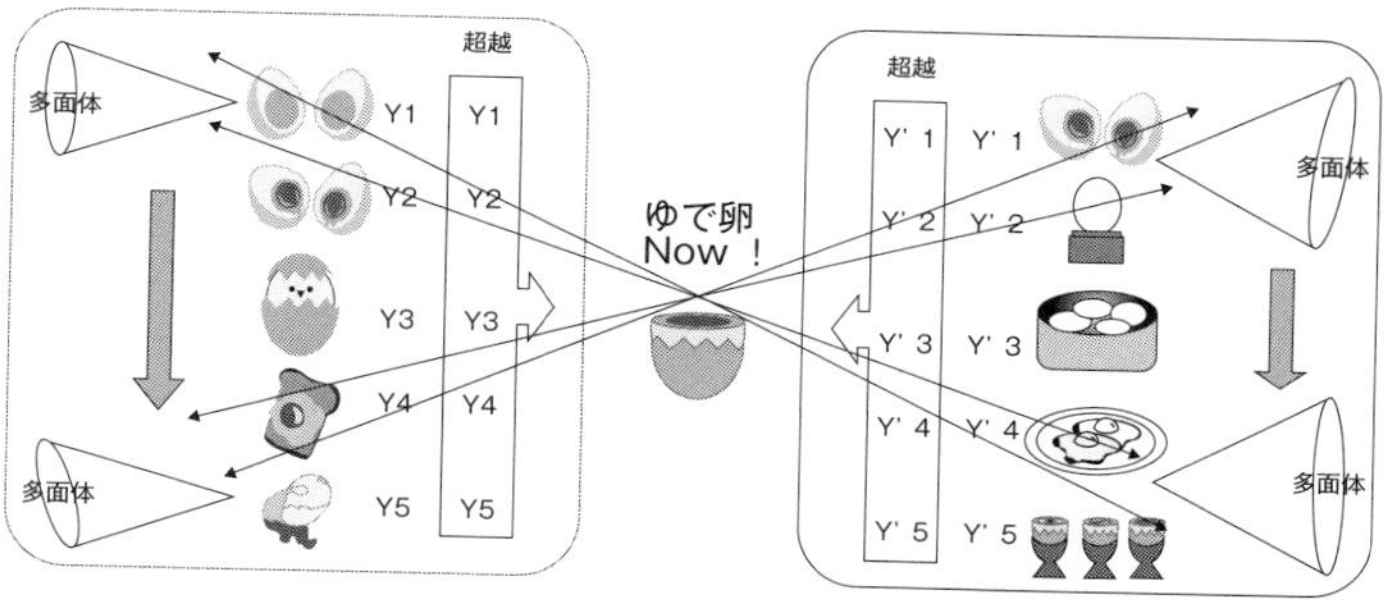

図10

において通常とはずいぶん異なった形を取ることも間違いなく、正統派の精神病理学という学問の成り立ちの一つは、そもそもこちら側の揺さぶられ方が普通の場合とどんなふうに違うのかを頼りに時子さんの内在平面の構築のされ方の特徴をつかもうとすることではないかとも考えられます。

通常は私たちは「ゆで卵」と言った場合、対面する相手との間で私たちがそれぞれに積み上げてきたゆで卵・内在平面が、少なくともその瞬間には照準を合わされて、一瞬重なり合うのを体験し、これを私たちは「了解」という感覚で捉えるのですが、たとえば時子さんとの間では、少なくともいくつかの言葉が、その言葉を通してお互いの内在平面が響きあっているという意味では、スプラ的な接近は可能ではあるものの、照準が合わないか、あるいは照準を何とか合わすことができても普通の照準の合いかたとは違った仕方になってしまい、お互いの共鳴がどのようにお互いの内在平面を再組織化するかが相当に予想しがたい状況となっています。

もう一つ重要なのは、普通の私たちの会話が、この照準の合わなさをスルーするか、あるいは何らかの形で修復して見えにくくしようとする傾向性があることで、これは一定程度それ自体が治療的に働くということです。有名なブランケンブルクという精神病理学者の遺稿集『目立たぬものの精神病理』において、生粋の精神病理学者であったブランケンブルクは、スプラ的な対話のこの修復作用について指摘し、精神病理学を志すものはそれを決して疎かにしてはいけないと警鐘を鳴らしています。なぜなら、精神医学的診断は理屈から言えばいったんはこの照準の合わなさを極大化して言語化しようとすることになるからです。

精神科の問診で、しばしば「ほどほどの病歴聴取」が求められるのは、この照準の合わなさを可視化すること自体が一定の侵襲性を帯びていることにその大きな理由があります。たとえ、その人が来歴の分からない旅人であっても、私たちはスプラでともに歌い、笑い、癒しあうことは可能でしょう。逆に、言語化されず、実在はしているが実体ではないような気持ちに言葉を与えて配慮無しに可視化してしまうと、本来はそのまま流されて消えていく可能性もあった病的体験を実体化し、それが大きく展開してしまうきっかけを与えるリスクもありえます。

つまり、家族や友人としての私たちは常にたとえ一つの言葉をめぐっていつものような滑らかさで照準が合わなくても、何度もこちら側の内在平面の形を整えなおしながら了解に近い形へともって行って、そのすれ違いが世界の裂け目として実体化してしまわないように自動的な身振り調節をする習性があるのです。それに対して、診断という行為のためには、目の前の体験が了解可能か了解を超えるのかに関するあれかこれかが、欠くべからざる精神科医としての介入の指針となるという点で、両者は対立的に見えますし、実際に扱いによっては対立的になりうると言えます。

しかし、多くの場合、実際には精神病理学的リテラシー、あるいは了解可能か了解不能かということに対する感覚の鍛錬は、現場ではこうした病的体験の不必要な顕在化を誘発してしまうことはむしろまれで、現在の状況のオリエンテーションをつけるために有用かつ時には必須になります。

それは何故か。思い起こしていただきたいのですが、第三章で触れたように、もともと「気持ち」というものは、通常は二番目の縮約未満の状態に置かれていて、今、ここが、何らかの形で言葉でもって払い出されず、そのままで通り過ぎられてしまえば実体にならずに消えてしまうような性質を持っていました。たとえば、時子さんが、「私が患者なのにあの先生の言うことに逆らったから、あの先生は私を絶対に土下座させたいと思っていた。だから私は土下座したんだ」と言ったとしたら、本当かどうかは別としてとりあえず、その先生がどんな人か、時子さんと先生との間の関係はどうなっているか、少なくともその内容を吟味しないと真偽は分かりませんし、時子さんの発言それ自体は了解可能です。ところが、タオルがかけてあるのは、タオレロという合図だというのは、ゆで卵は、ユデタ・マゴという意味だから、私の先日生まれた孫を隣の奥さんが茹でてしまうつもりだと言って警察に駆け込むのと同じで、まるでゆで卵やタオルがその時その場の状況に応じて対面する他者の表情のように一期一会的にいちいち意味を読み取らなければならないものへと変貌してしまっています。こうしたゆで卵の「気持ち化」を、半世紀ほど前のドイツの精神病理学者、マトゥセック(2)という人は、対象の相貌化という絶妙な名前で呼んでいます。

「タオルがタオレロと合図している」と確信した最中には時子さんはそのことを内科の先生にも、時子さんを保護しに内科外来へと出かけた私たちにも説明されませんでした。その時には、タオルの指示に従ってどうしても実行しなければならない匍匐前進を妨げた私たちに対して金切り声を上げて抵抗されただけで、入院して少し落ち着いた後で、ようやくどうして匍匐前進をしていたのかの理由を説明してくださいました。

ゆで卵が気持ち化しただけでは、確かにそれだけで言葉を挟んで、そこを通路にして向かい合うことが必ずしも閉ざされるわけではなく、その場合、スプラ的接近のポテンシャルは場合によってはまだ残っていると思います。第一実際に私たちは、オープン・ダイアローグが始まる前から、相当程度、病的体験を持った人たちとも対話し続けてきました。しかし、逆に、達夫さんのうつ病のように時子さんの場合とは違っていかにもスプラ的接近が可能なような外観を呈していても、もはや、通路が閉ざされてしまっている場合も間違いなくあると今のところ私はまだ思っています。

つまりこれまでの自分の精神科医としての経験から言うならば、どこかで了解を切り上げて物理的介入をしなければ、救える命を救えないような場合が、外因性精神疾患だけではなく、内因性精神疾患の場合にもあるという考えはまだ変わっていません。そしてこの内因性精神疾患における了解の線引きのためには、精神病理学的リテラシーというのはなくてはならないというほどではありませんが、相当に高い有用性があるのも間違いありません。

当座の結論から言うならば、ヘンリーや英子さんのような外因性精神疾患の場合、了解は基本的にはまずは棚上げにし、可及的速やかな説明という内科的・物理的な手段へと注意を集約する必要があるでしょう。アイ子さんのようなその人の人生の歩みから今の問題を理解できる場合には、最大限の了解とスプラ的接近が優先されるでしょう。そして時子さんや達夫さんの場合においては、発生的了解がたとえできなくとも、言葉を挟んでお互いの内在平面が共振しあうポテンシャルがあるならば、オープン・ダイアローグ的あるいはスプラ的原則に基づいた招き入れを最大限試みつつ、同時に言葉が通路としての機能を停止していないかどうかに対して最大限の感性を持って接することを鍛錬すべきでしょう。そして言葉が通路として機能しなくなった場合、物理的介入は避けられない、あるいは必須であるというのが当面の私の見解です。

第五章

事例「私」の正しい取り扱い方

治療・保護・スプラ

さて最後に、当事者の立場に戻った時に、小学校の時の私を正しく取り扱うとしたら、どうすればよかったのかを考えてみたいと思います。私はとりあえず、何とか自らの発達障害をサバイブしたので、最終的には私自身への社会の取り扱いに取り立てて不満はありませんし、結果としては多くの正しい取り扱い方がなされたのでしょうけれど、他方で私が生き残れたのは単なる僥倖の産物に過ぎないとも思っています。田口ランディの「人を殺さずに済んだことの幸せ」（『もう消費すら快楽じゃない彼女へ』）という言葉をとても共感を持って私は読みました。今は自分が人を殺すようなことはめったなことではないように思うのですが、人生のさまざまの分岐点、たとえば入試とか、専門の選択とか、あるいは生まれた時期とか、何かが一つでも違っていたら、どうなっていたかは分からないといろいろな場面で繰り返し思います。

薬云々といった物理的な手段ではなくて、自分の生き方や努力でどの程度その状態に直接働きかけることができるのかを問題とした場合、非常におおざっぱに言うと発達障害は、脳梗塞などで起こる失語症と統合失調症の中間あたりに位置するように思います。発達障害は、左利きとか右利きのように、一定程度矯正はできるけれども、その傾向性は生涯にわたって継続する類の特性であると考えるのが実態に近いのではないでしょうか。たとえば私は工夫によって私の忘れ物を少しは減らすことができるようになりましたが、一つのことに気を取られると、他のことへの注意の集中が疎かになる、あるいは自分の体と体に触れる対象との相互関係を自動的にシミュレーションしにくいといった基本的なスペックそのものは変わっているとは思えませんし、おそらくそうした特性を完全に消し去ってしまうことはできないのです。

私の発達性協調運動障害、平たく言えば運動音痴と言ってもいいのでしょうが、こうした状態をどう扱うかのいくつかの候補をシミュレートしてみましょう。大きな扱いの枠組みとしては、病気として治療する、障害として保護する、そして第三章で少し触れたように、可能的なあり方としてスプラするの三つをこの章では候補として取り上げてみたいと考えています。最後のスプラするというのは、これも大変大味な議論ではあるのですが、オープン・ダイアローグなどはここに入るとこの本では考えています。

病気として治療する

まずは、病気として治療するということを考えてみたいと思います。治療という言葉は医療と密接に結びついていて、さらにその中でも薬あるいは手術といった物理的介入を強く連想させる言葉です。ＡＤＨＤについては薬がありますから、現在では完全に医療の中の枠組みに組み込まれた形で、少なくとも病院では取り扱われています。

ＤＣＤについては薬がありませんから、医療の中ではそれに対する注目度は格段に低いことは間違いありません。さらに、たとえば逆上がりができないとか、草野球ではのび太君のように三振しかしないとか、蝶々結びができないといったＤＣＤの問題は、小学校・中学校でその問題が最も先鋭化し、大学では問題は背景化し、大学を出た後は職業選択を間違わなければとりあえずは相当程度回避可能なので、医療的・物理的介入がそれほど真剣に必要とはされていません。小・中学生をドラえもんのいないのび太君として過ごすという若干トラウマティックな体験を何とかサバイブできれば、あまり異性にもてそうにないとはいえ、社会人になって逆上がりが人生に立ちはだかるカフカの門になるというシチュエーションは考えにくいと思います。

薬を投与するという行為は、投薬を行うか行わないかの二者択一を選択するということになります。手術ではさらにこの選択が先鋭化されています。物理的介入の中で薬はまだしも可逆的ですが（つまり例外を除いては薬をやめれば元の状態に戻るが）、手術の場合はいったん切り取ったものは元には戻せないので、介入はより慎重に行うのがルールです。投薬を行うには、明確な目標となる標的症状が必要です。つまり、特定の症状に目標を定め、それを排除するのが物理的介入の基本コンセプトです。

もっとも単純にこの基本コンセプトに忠実な薬剤は、今ある苦痛を和らげる薬剤です。たとえば、頭痛薬がその例です。服用すれば、頭痛が緩和されるはずの薬が、頭痛薬です。今、ここで体験されている症状に働きかける薬剤というのは、いずれも多くは投与される側に抵抗はほとんど生じません。もちろん今自分が体験している症状と投薬の間の因果関係がよく理解できない三歳児とか、あるいは犬や猫では、そうはいきませんが、そうでなければ与えられる側がもっと欲しいと言うのをむしろ制止するのが与える側の役割になります。

これに対して予防薬には、もっと複雑なさまざまの要素が加わってきます。たとえば抗てんかん薬の多くは、今、目の前で起こっている発作に対して用いられるのではなく、次の発作が起こるのを予防するために投薬されます。抗てんかん薬を飲むことで、今の状態が改善されるわけではなく、時には眠気やひどい場合にはふらつきが出たりして今の状態はむしろ悪化することさえあります。ただ、この場合、てんかん発作の大部分は、物理的に出たか出ないかの二者択一で判定することができ、どちらともつかない中間の状態は、基本的にはありません。もちろんデータ不足のために起こっている事象がてんかんなのかどうか判断ができない場合もありますが、その境界は大勢で話し合ってその線引きを決めるというたぐいのものではありません。

ところが高血圧はそれとは違います。高血圧とは、治療を要する高い血圧のことです。つまり、ここには一種のトートロジー（同語反復）があります。さまざまの予後調査の結果、一定の確率以上の蓋然性で、脳卒中や心筋梗塞を起こすリスクを高める血圧の値を、高血圧と定義するのですから、高血圧の定義は治療の必要性と不可分に結びついています。その定義は予後調査や、さまざまの会議での専門家の意見でその線引きが変更される類の診断です。もちろん、非常に厳密な統計に基づいた大規模なデータを基にして科学的な根拠を明示しつつ、どこからが高血圧というかは定められるので情実の入る余地は基本的にはないとは思うのですが、高血圧の線引きが5mmHgだけ下げられると、おそらく何百万人の人が新たに高血圧の診断を受けることになります。つまり、わずかなこの基準の変更によって大きな薬剤のマーケットが生まれるということはやはり意識しておくべきことであるのは間違いないでしょう。

てんかん発作はこれと比べると治療の必要性とは独立した現象です。たとえば若年ミオクロニーてんかんというてんかんでは、朝起きた時に肩がピクッと震えることがありますが、たいていの人はそんなものは無視して普通に生活しています。このピクッはこの疾患を診断する重要な根拠となる特徴ですが、その後に大きな発作が続かなければ多くの人には無害でそれ自体は必ずしも治療の必要のない症状です。

ＡＤＨＤの場合、たとえばターゲットとしては、カッとなって物を壊したり人に手を出したりしない、忘れ物が少なくなる、テストの時に集中ができてミスが少なくなる、あるいはテストの準備に集中できるといったことになるだろうと思われますが、高血圧の場合よりも、その効果はもう少し短期的に判定が可能なように思われます。しかし、すでに長々と第二章で論じましたが、この状態は、てんかん発作がそうであるように、有るか無いかを明確に線引きできるような状態ではありません。のび太君は間違いなく運動音痴だと言っていいと思うのですが、どのくらいの運動音痴からをのび太と言って良くてどこからはもうのび太ではないのか、その線引きは恣意的で、どうしてもその境界を決めたければ、大勢の専門家が話し合って決める恣意的な線引きを操作的に、あるいはアーリア条項のように決めざるをえません。

結局、現実的には、ＡＤＨＤに対して投薬するいちばん大きな決め手は、患者・家族あるいは周囲の人がどの程度、カッとなったり、テストの勉強ができないのに困っているか、その困り具合に応じて、希望があれば投薬するということになるのだろうと思います。その場合、精神科医の役割は、数あるカッとなる理由、数ある気が散って勉強をする気にならない理由から、それがその他の理由のためではなくて、他ならぬＡＤＨＤのせいだと鑑別することだということになるでしょう。しかし、ＡＤＨＤの境界は恣意的である上に血圧のような可視的な物理的尺度がありません。物理的尺度を装った質問紙表による評価尺度なるものがありますが、言うまでもなくそのカットオフ値はいくら統計的に素晴らしい外装を施したとしても基本的には恣意的です。しかし、私とか、私のＡＤＨＤ仲間の某大学の教授とか、ＡＤＨＤ集団のメジアン近くにいて、境界線からかなり離れており、誰がみてもそう言っていいような人たちも確かにいます。

どういう基準でも高血圧と言っていい人とどういう基準でもＡＤＨＤと言ってもいいだろうという人には、病気という観点からはそれほど大きな差はないかもしれません。しかし、高血圧の講演の後の懇親会で実は自分も高血圧なのですがとカミングアウトするのは、まったく問題がなくても、ＡＤ

HDの講演会の後の懇親会で実は自分もADHDでと言うのはためらわれるところがあります。「いやいや患者さんが聞いているんだったらこんな風には言わなかったのに……患者が聴講者に交じっているなんて予め言っておいてくれないと」と、極端に言えばそういう声を聞こうと思えば、聞けないこともないように思うからです。

この本で、「私は……です」という私の人間スペックを規定する項目候補を一七ほど挙げてみたのを思い出していただければと思います。あの人間スペックの中で、たとえば「右利き」とか「歯に脂がなくなった」とかは、「私が誰か」を規定するスペックという性質からは遠いのに対して、ADHDとは一つの行動様式ですから、聞きようによっては私が誰かということを他人に名付けられてしまったような気分にならないこともないことはすでに指摘しました。講演会は、薬の宣伝のためでもありますから、やせ薬や毛生え薬と同じように、使用前、使用後の比較が効果的です。つまり、こんなに太っていてちょっと見た目が悪かった人が、使用後にはこんなにやせてカッコよくなりましたというのが宣伝の肝ですから、素敵に太っている人はあまりやせ薬の宣伝では出てきません。同じように、素敵なADHDの人の話は、薬の講演会では出てきませんから、悪口を言われていると言えば悪口に聞こえないことはないわけです。

もっと本質的な問題もすでに指摘しました。たとえば、「おねえちゃん、おっぱい大きいね」と言われて喜ぶ女性はほとんどいないのはどうしてでしょうか。それにはいろいろな理由はもちろんあるのだと思うのですが（「おっぱい」という言葉そのものの問題ももちろんあると思います）、スプラ的に扱われるべきものが（つまり人が）、ゆで卵のようにものとして扱われてしまう、つまり、人がものとして扱われてしまっている、あるいは「私が『おっぱい』として勝手に知られてしまっている、了解されてしまっている」ところがそのもっとも本質的にトラウマティックなところなのだという議論を第三章で展開しました。

たとえば電車の座席にゆで卵がおいてあるちょっとシュールな光景を想像してみてください。ゆで卵は即座にゆで卵として了解されてしまいます。ハイデガー的に言うのであれば、ゆで卵は常に自らが何者かを開示してしまうように私たちの世界では構造化されてしまっています。ゆで卵の意味がこのようにして常にすでに開示されてしまっていることを私たちはゆで卵の透明性という言葉で呼ぶこともできます。

それとは対照的にたとえば明美さんが電車に座っていたとします。行きずりの私は、言うまでもなく向かいに座っているちょっと小粋な四〇がらみの女性が「明美さん」だということは知りません。明美さんの乳房が服の上から見ても大きかったとして、私がそれに目を奪われてじろじろ見ていたとしましょう。つまりこの場合、ゆで卵がゆで卵として開示されているように、明美さんは私にとっては「おっぱい」として開示されています。明美さんの側から見れば、本来は、私・明美としてスプラ的に語り合いながらその意味が何かを常に考えていかなければならないような自分の存在が、向かいの初老のおじさんから「おっぱい」として勝手に了解されてしまっているということになります。

向かいに座っているのが鯖吉である場合には、事態は決してそのようにはなりません。鯖吉は明美さんが誰であるのかをいつも了解しようと懸命に考えていることを、明美さんは知っています。鯖吉にとって、苦楽を共にし、祝言を挙げて最近所帯をもった「明美」という人であるという歴史を踏まえたうえで、今何を考え、これからどう生きていきたいのかを了解するために問いかける相手というのが明美さんの意味です。明美さん本人にとっても、たとえ鯖吉にとっての明美さんと明美さん本人にとっての明美さんが違う何かとして開示されていたとしても、鯖吉が明美さんを明美さんとして了解する仕方は、この食い違いを前提とし、この食い違いを絶えず修正していく試みそのものです。鯖吉が自分を見る視線の一部に「ああ、明美さんのおっぱいはこんなに大きかったんだ」というエロティックな視線が含まれていて、鯖吉がちょっとじろじろそこを見てしまったとしても、それ自体は自分が「まるでそこにある置物のようにおっぱいとして了解されてしまった」感には結びつかないでしょう。「おっぱい」も、二人が二人のお互いの内在平面を修正し更新しあう多くの開口部の一つとして機能し、明美さんそのものは「おっぱい」という答えとしてではなく、これから開示されるべき問いであり続けるからです。

ＡＤＨＤの努君の生活の一場面を少し紹介したいと思います。努君は、高校生なのですが、ともかくカッとしやすく、学校でも先生を殴りそうになって停学になり、家では妹とお母さんにホースで水をかけて家中をびしょぬれにしたということで、何とかしてほしいと連れてこられました。

確かに髪の毛を染めてちょっとチャラそうではありましたが、紹介状から受けた印象とは相反して、すぐにカッとするようではなく、「薬を飲めって言うなら飲みますけど……俺にも言い分がある」とホース事件の顚末について説明してくれました。

停学になってからお風呂掃除と食器洗いは半分罰もかねて彼の役目ということになり、彼自身も仕方がないと納得していたのですが、結構自分では一生懸命やったのに、食器の洗い方が雑だと何度も注意され、そもそもそれだけで嫌になっていたところに、彼なりに反省はしていたこともあり、彼にしては最大限の努力で気を取り直して今度はお風呂掃除にとりかかったところ、そこでもダメ出しをされ、ここがダメそこがダメと細かいところを注意され、とうとう切れてホースで妹とお母さんを水浸しにしたということでした。

家族にも聞いてみると、そもそも努君のことで再々学校に呼び出されて母親はもう辟易していて、努君のすることなすことにイライラしているのが見て取れ、皿洗いもお風呂掃除も雑は雑なのだというのは確かにそうなのだろうけれど、私の中立的な立場から見れば、努君は努君なりにある程度はがんばったのではないかという印象でした。それからカッとなった時に、とっさに妹やお母さんに手を出す代わりに、ホースで水をかけたということも分かり、彼は彼なりに自分の問題を自覚していることも分かりました。

彼が何者かという問いに対して、「彼はＡＤＨＤだ」という答えを問いへの解答だと考えてしまうと、もう彼のことは、ゆで卵がそうであるように、すでにその意味が前もって開示されている解決済みの対象となってしまいます。彼女がおっぱいではないように、彼もＡＤＨＤであるわけではなくて、それが正しい入口であるかどうかは別として、おっぱいが一つの問いとして彼女に至る道であるのと同じように、ＡＤＨＤも一つの問い、一つの開口部として彼に至る道、彼とスプラする入口だと考えると出会いのきっかけとして機能する可能性が開かれるようにも思えます。

障害として保護する

では、ＡＤＨＤやＤＣＤを障害として捉えるという接近方法はどうでしょうか。ＡＤＨＤもＤＣＤも脳の配線にかかわっていますから、これを事後的に修正するということは難しく、その特性はある意味不可逆的です。となると、これは「障害」を名乗る資格はあるということになるでしょう。

たぶん、小学三年生の私は、いくらがんばっても逆上がりはできなかったと思いますし、おそらく四段の跳び箱は跳べなかったのではないかと思います。たとえば、「エメトレ！」というサイトでは、跳び箱を跳ぶ11の秘訣（https://emetore.com/vaulting-box-knack/）というページが公開されていて、障害に認定する前にこうした訓練をやってみる価値は十分にありそうですし、このページを見ていると案外これだけ丁寧に一つ一つのプロセスを解体して問題を整理し、問題のあるところに対策を立てれば私でもうまく跳べたのではないかという気もしてきます。

しかし、間違いないのは小学校の先生はそれなりに丁寧に教えてはくれていましたし、父に至っては理想的な教え方ではなかったのかと思うほど、一度も私につらいと思わせることなく逆上がりの練習につきあってくれたように思います。それに跳び箱だけが唯一の問題だったわけではなくて、幼稚園でのダンスの発表会でも先生のお手本の真似も、隣の友達の真似も上手にはできませんでしたから、少なくとも特別の配慮をしてもらわなければ他の子と同じパフォーマンスが期待できなかったことは確かです。

大きな企業では特例子会社という組織が作られることがあります。障害のある人が通常の職場で他の人に混ざって働くのは難しいことが多いという考えから、障害者のための会社を作ってそこに就労先を作り、企業全体の法定雇用率を守るために設立される子会社です。新しい働き口を作ること、働く場があることはいつでも私たちにとって大きな手助けになるので、こうした特例子会社の存在は決して悪いことだとは思いませんが、他方で、ある大きな企業に間違って電話をかけた時のエピソードが思い起こされます。

ある私の受け持ちの患者さんがある特例子会社の職員として雇用されましたが、ストレスがあると倒れてしまうので休職となってしまいました。その会社の保健師の方や職場のスタッフはずいぶん献身的になんとかこの人の職場への復帰の手助けをしようとたびたび来院して相談されました。次回の打ち合わせのために電話をかけなくてはならなくなり、調べて電話をしたところ、いつもはとても丁寧な受付の方が、敵意をむき出しにして「そんな会社のことは知りません。それはうちの会社ではありません」と切り口上でお答えになりびっくりしました。間違い電話をしてしまったと最初は思ったのですが、何度調べても番号は間違っていないし、「いややっぱりこの会社だ」と再度電話をかけるとたまたまでしょうが、また同じと思しき受付の人が電話口で、「そんな会社のことは知らないとさっき申し上げたばかりですが」とあからさまに苛立った口調で対応され、よく考えてみると、名前は似ているが違う会社なのではないかとようやく思い至り、特例子会社とその親会社を混同していたことが分かりました。それまで実は特例子会社のことに対する認識がなく、私の受け持ちの患者さんも、他の健常な方に混ざって同じ会社で働いていると思い込んでいたことも、この私の混乱の原因だったと思います。

しかしいちばん驚いたのは、親会社をその特例子会社に間違われたことに、まるでプライドを傷付けられたような反応をした受付の人の返答でした。その特例子会社のことをまったく知らないのであれば、大企業の受付の方が、あんなにもあからさまに拒否的で、こちらが不快になるような言葉遣いはされないのではないかというのが私の感想です。つまり競争を勝ち抜いて非常にプレステージャスな企業で働いている自分と、ほとんど同じ名前の特例子会社で働いている障害を持つ方を同一視しないで欲しいという無意識的なメッセージをこの受付の方の対応から私が読み取ってしまったのは穿ちすぎでしょうか。

言うまでもなく、小学校三年か四年の私にとって、逆上がりは、どうやってその門を越えたらいいのかまったく見当もつかないカフカの門のような存在でした。ですから、「君はＤＣＤだからもう逆上がりはしなくていいよ」とその時に言ってもらえたとしたら、それはこの解くことのできない難問から自分を救い出してくれる一つのとてもありがたい提案であったことは間違いありません。しかしおそらくその時に、私は、「私たち」の仲間から外へ出され、「彼ら」の方に追放されてしまうことにはならなかったでしょうか。

「私たち」同士は、批判も含めて、了解を通して互いに分かり合うことができると信じられている存在同士ですが、「彼ら」は「私たち」とは別の種なのだから、そもそも「分かる」という仕方でアプローチしてもしかたがないし、そうしなくてもいいよねという含意がそこにはあります。

この「私たち」から「彼ら」への付け替えは、繰り返し話題にしてきた、勝手に「分かられて」しまって、それ以上の了解の試みを停止されてしまうことと直接つながっています。つまり私はその時に、「ああ、あのＤＣＤの子ね」と分かられてしまい、ゆで卵のようにその意味の了解を試みるまでもなく自明な形で開示されてしまっている存在としてその後、取り扱われる可能性はなかったかということです。

恋がたいていの場合、相当に面倒な作業なのはどうしてでしょうか。それは恋の対象が、ゆで卵の世界への開かれ方とは最も遠いあり方をしているのが典型的だからではないかと思うのです。私たちは恋をすると、相手の自分への気持ちがどうなっているのかをひたすらに考え続けます。恋がたとえうまくいっている時でも、私たちは相手が自分のことを本当に好きなのか絶えず不安になり、それを確かめようとデートをし、自分の気持ちのめまぐるしい変化とそれに連動して、あるいはそれとは無関係に起こる相手の気持ちのめまぐるしい変化に翻弄されます。相手の心が問いであり続け、その答えを得ようとして、自らの内在平面を変化させ続けている間、私たちは恋をしているのでしょうが、答えが出た時が、いずれの結果であれ、恋の終わりなのではないかと思うのです。

深刻なうつ病を目の前にしたとき、精神科医は、ある地点で了解することを断念しなければなりません。あるいは自分の母親が、あるいは父親がアルツハイマー病になって次第にスプラ的接近も困難になっていく途上のどこかでは、私たちは了解ではなく説明に私たちの足場を組みかえて、かつては母であった人、父であった人を免責してあげることを要請されます。その代償として、父を父としては、母を母としては失うことを受け入れなければならなくなります。

しかし、私が私の発達障害を、ゆで卵のように名付けられ説明されて了解済みのスタンプを押されて通り過ぎられるのではなく、スプラの中で語り合われたいと思うように、たとえ了解がもうそこまでは届かない場合でも、行けるところまでは私たちはスプラでもって私たちの隣人を歓待すべきであることもまた確かなことではないかと思うのです。

variable（A型）、variation（ゆで卵）、variété（好き）

以下は、ドゥルーズの言葉を借りた本書のちょっとした要約になりますが、蛇足でもありますから、ここは読み飛ばしていただいてよい部分です。

『哲学とは何か』という晩年の著作（フェリックス・ガタリとの共著）の中で、ドゥルーズは、私たちがこの本で問題にしてきた、ものの名前の三つの区別について触れています。それは、「固定された差異を扱うこと」ヴァリアブル（variable）、「新たな差異を産出すること」ヴァリアシオン（variation）、「ある瞬間の差異を結晶化させること」ヴァリエテ（variété）、と呼ばれていて、それぞれ科学、哲学、芸術という私たちの営みに紐づけられています。

決してドゥルーズ好みの使用法ではないことは承知していますが、この区分を図式的に適用すると、私たちがこの本で取り上げてきた血液型のA型や、西洋タンポポ、英子さんの自己免疫性脳炎は「科学」に、ゆで卵やうつ病、ＡＤＨＤは「哲学」に、スプラや明美の鯖吉への気持ちは「芸術」にそれぞれ対応することになるでしょう。

私たちのこの本での考えをいちばん単純に総括するとすれば、精神科で使用される「病名」と呼ばれているさまざまの用語は、常にこれらの三つの営みのどれを行っているかを意識しておくことが必要であり、そうでなければ時には癒しがたい疎外感へ、また時には決定的な誤りへと私たちを導きかねないということになるでしょうか。

しかも、同じ用語で呼ばれていることがらであっても私たちは時には、未来への投企としてのヴァリエテ（好き）としてそれを扱うことを期待される場合もあれば、ヴァリアシオン（ゆで卵）を貫徹し、とりあえずはれっきとした対象にそれを仕上げ、投薬したり、医療保護入院の可否を決めなければならない場合もあります。

もっとも極端な場合、ガクの反り返りとか、あるいは糖鎖の種類といった物理的な固定点を鎹《かすがい》にして、私たちの個人的な体験の総体が積み上げてきた内在平面の集大成であるヴァリアシオンの結果としての一つの言葉を破砕し、科学的なヴァリアブルへと硬直化させて脱皮させることで、新たな地平を開くことができる場合もあるでしょう。

しかし、常に自らの扱う対象をヴァリアブルへと脱皮させたいという医学の持つ強迫的な欲望は、行き過ぎれば変質論の過ちを繰り返す危険と常に隣り合わせであり、そうならないように私たちは私たちが何を取り扱っているのかについて常に自制的であらねばならないのだと思うのです。

この自制を明文化した精神病理学者、シュナイダーが引いた骨太の境界線を意識することは、だから、精神医学においては今もなお死活的な重要さでもって命脈を保っていると私たちは考えました。そしてこの境界線を常に意識した上で、精神医学は常にヴァリエテへと引き返すこと、つまり、今、ここを共有しているこの目の前の人との饗宴、スプラを通して、来るべきものとして言葉を紡ぐことができる余地が残されていないかを常に問い続ける営みでもあるのだろうと思うのです。

補足——脳と心との距離

最後に、脳と心の距離ということについて少し補足をしておきたいと思うのですが、脳の解剖用語がたくさん出てくることもあり、ちょっと面倒な議論になっていますから、ここも読み飛ばしていただいても大丈夫です。読み飛ばしていただいても、この本の全体の理解には大きな影響はありません。

脳という機構は、下部構造から上部構造へ向けて、三つの異なったレベルで考えることができます。ワイアリング、プログラミング、エクセキューティングと、それを仮に呼んでおきましょう（図11）。ワイアリングというのは、配線のことです。たとえばコンピューターを例にとった場合、どの線とどの線が半導体にどのようにつながっているかということだと想像していただければと思います。プログラミングというのは、機械語のことです。機械語にもさまざまの階層があると思うのですが、ここはそれについては立ち入らないことにして、たとえばエクセルのマクロなどもマクロの内容を大部分の人は知らないわけですが、入力画面が作られていて、それに指示された数値を入力すると、欲しい結果を出してくれるように設計することができます。確定申告の入力表などはそのよい例かもしれません。背後にあるマクロで書かれた機械語については少なくとも私たちユーザーには可視的ではありません。エクセキューティングのレベルつまりは実際の入力操作だけが私たちには可視的です。そしてエクセキューティングこそが、現象としての心だと言えます。さらにこれが人の心にな

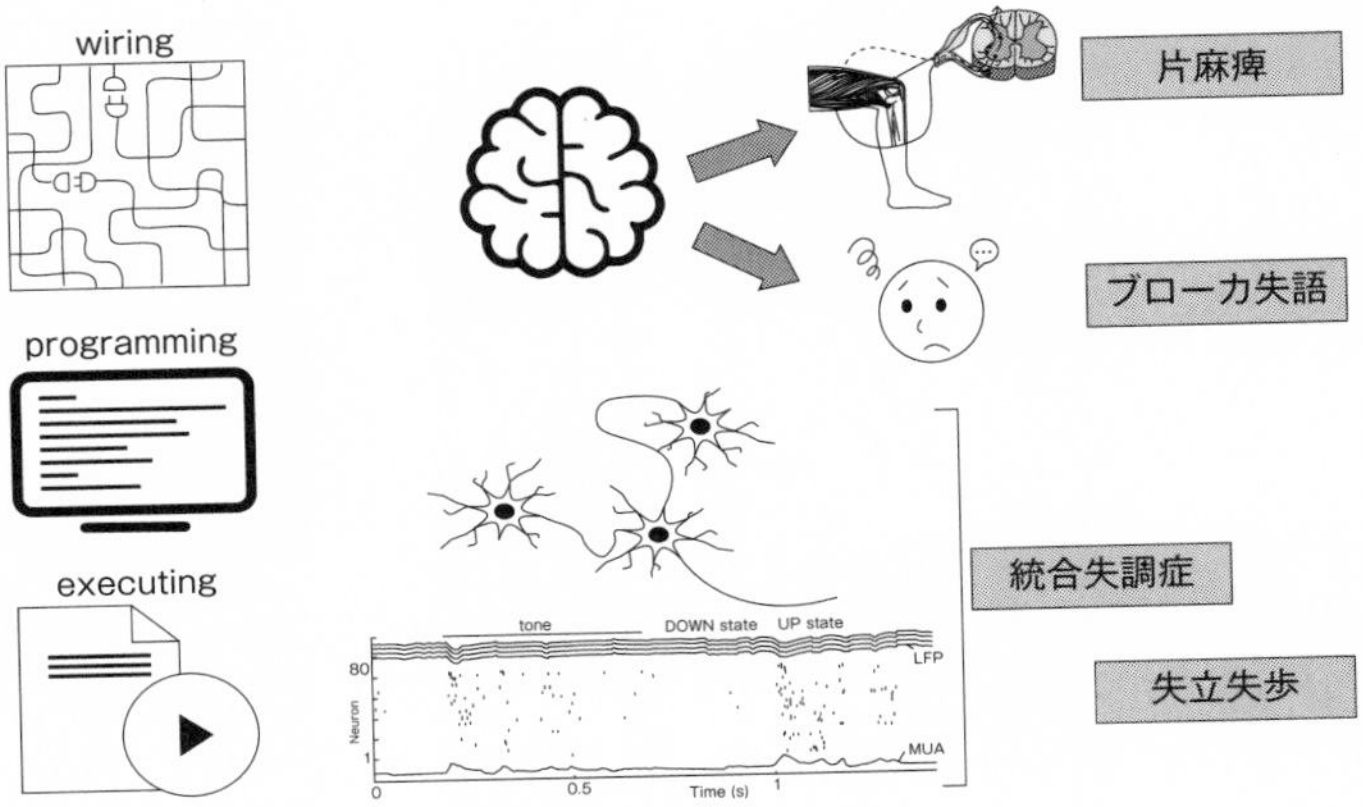

図11

るためには、言葉が介在しなければなりません。

心をこのような現象として考えた場合、心と脳の間には距離があります。まずワイアリング（面倒なのでこれは配線と呼ぶことにします）は、どう考えても入力画面を操作している私たちには直接は想像もできないほど遠い距離にあります。

次にプログラミングですが、これを単純化して、神経細胞と神経細胞を連結するシナプスの伝導率の関数だと考えると（実際には神経細胞を取り巻くグリアも関連していたり、シナプスそのものが使用頻度によって新たに設営されたり、抜去されたりするので事態ははるかに複雑ですが）、入力画面からは相当想像がつきにくいわけですが、配線よりはその距離は間違いなく近くなります。心というのは、このシナプス連結の網の目の相互入力が一定以上の複雑さの臨界点を超えた時に生ずる再入力の渦（コラム4参照）にその起点があると考えるのがこの本での作業仮説です。

ここが実際は本当かどうかいちばん分からないところで、ＳＦ小説やＳＦマンガなどで盛んにシンギュラリティ（技術的特異点）という言葉で呼ばれている現象とこれはおおよそ重なり合う出来事です。奥浩哉の『GIGANT』では、ＰＣやクラウドの複雑さが臨界点を超え、それが意志を獲得して意味不明な破壊的現象が世界的規模で次々に起こることを予測して、この事態に対処するために、パンツ一丁にランドセルを背負った間抜けそうなおじさん姿をした未来人が登場しますが、この未来人が「シンギュラリティはもうとっくに訪れているというのに…なんだこの平和ボケした世界は……」とコメントする場面があります。一つ一つのシナプス連結は、結局のところは感覚運動反射（コラム4参照）つまりは配線ですから、複数の感覚運動反射を何らかの仕方で統合し、個々の感覚運動反射の単純な加算では説明できない質がそこに与えられ、ここに物質から記憶への（つまりは心への）跳躍を見るという点では、これはまさにベルクソンの縮約の概念と重なり合います。

心を、プログラミングではなくて、エクセキューティング、つまりは実行のレベルに重ね合わすのは、見かけ以上に大きな意味があるように思うのです。ベルクソンが、物質と心ではなくて、物質と記憶とその著作を名付けたのは、とても慎重な言い回しだったのではないかと思うのです。というのは、プログラミングされた機械語のレベル、脳においてはシナプスの網の目とその伝導性は、刻一刻と原理的に可変的であるとはいっても、あくまでも脳の内部でとりあえずは完結しているのに対して、エクセキューティングは、今、ここでの世界とのケミストリーなしには成立しない脳の内部では完結できない事柄だからです。

シナプスの網の目は、ある瞬間には固定していて、理論上はその伝導性を計測することができますが、このシナプスの網の目を通って生成する再入力の渦は、環境への反応を織り込んで組織されるその場その時かぎりのものです。つまり、心的なものは、このその場その時に実行されるその時々に生成されては消えるもの、つまりはその都度のエクセキューティングだということになります。

その都度、環境世界とのケミストリーの実行によって現勢化されるのは、ばらばらの表象ですが、これはそれまでの体験の集大成であるベルクソンの円錐との相互作用によって生成されるものですから、エーデルマン（コラム5参照）の言うように円錐（つまりは記憶）の側の慣性（あるいは惰性）によって、一定の恒常性が間接的に担保されているにすぎず、それ自体は一続きではなく途切れ途切れであることになります。ここまでが哺乳類・鳥類が進化の過程で新たに装備した「意識」という装置の成り立ちで、従って実体としての意識は、プログラムの遂行時にのみ存在していて、プログラムが不活性な時には存在していないという性質を持っていることになります。

そこにプログラムがあるとして、そのプログラムを使うかどうか、つまりエクセキュートするかどうかを私たちはとりあえずは自分で決めることがある程度はできます。たとえば、自転車を父から教わって乗れるようにいったんなった私は、自転車に乗るためのサブルーチンを使って、いちいち一つ一つの動作を意識しなくても自動的に自転車に乗ることができますが、このプログラムを使わないでいることもできます。つまり自転車に乗らないことも当然できます。私は先日からグルジア語の勉強をしているのですが、魚という言葉が妙に覚えられないでいます。魚はთევზიと書いて、テヴジとでもカタカナは充てるのでしょうが、私がシナプス連結の伝導率を意図的に変化させ、この文字をみたら「魚」を思い浮かべるところまでその伝導率を変化させることができれば、私はこの文字例を記憶したことになるでしょうし、私はそうすることができます。つまり私たちは一定程度はプログラミングを意図的にエクセキューティングの側から改変することが可能だと言えます。

しかしたとえば白質線維がどのような走行になっているのかといった配線のレベルに遡って、私たちがそれを更新したり、変更したりできるポテンシャルは非常に大きな制約を受けています。つまり、私たちにとって可視的で操作可能なエクセキューティングの水準を起点として考えると、プログラミングは何とか更新ができるが、配線の更新は大きな困難を伴うと言い換えることもできます。

ただし、プログラミングも、エクセキューティングによって自由にワンタッチで更新できるわけではありません。たとえば先ほどのთევზიを、私はここ何日か何度も覚えましたが、何日か連続で忘れてしまいました。しかしがんばれば必ずこれは覚えられるのに対して（つまり改変できるのに対して）、放線冠から内包、内包から中脳の大脳脚を通って、脊髄の皮質脊髄路へ至る随意運動を司る白質線維の走行を私たちは、エクセキューティングのレベルからいくらがんばっても改変することはできません。こうした違いは、心から脳のさまざまのレベルへの距離感、アクセシビリティの違いと呼ぶこともできるでしょう。

非常にラフで大局的ですが、疾患にはそれぞれ、脳からの距離感の違いがあります。たとえば、脳血管障害による片麻痺という現象がありますが、これは私たちの用語的に言うならば心からの距離はとても遠い疾患だということになります。たとえば先ほどの内包の折れ曲がった後方部分ではほんの小さな病巣であっても脳梗塞などでそこが切断されてしまうとその逆側の手足の麻痺が出現しますが、この事象に私たちの心は直接アクセスすることはできません。しかもこの線維の走行は圧倒的に一方向的で、原理的にはクラゲ的感覚運動反射（コラム4参照）と同質です。これに対して、同じく配線の問題ではありますが、失語症はもう少し私たちの心に近づきます。

ブローカ失語という失語が起こると、言葉を喋ったり理解したりすることが障害され、喋るほうがより難しくなり、「てにをは」が特に出てこなくなって、発音も外国語を喋るようなたどたどしい感じになるのですが、左側の前頭葉の下方にある弁蓋部と三角部というところが損傷を受けると起こることが知られています。ただ、この場所に限定された小さな病巣の場合、周囲の脳が相当に代わりを務めることができて、一過性にはブローカ失語は起こりえますが、しばらくすると機能が回復してくるのが普通です。弁蓋部と三角部を含む一定以上の大きさの病巣がないと永続的なブローカ失語は起こらないのです。

人間においてのみ大規模に成立する言語や複雑な道具の使用といった機能には、神経伝達のクラゲ的な一方向性の感覚運動反射ではなくて、犬的・鳥的な双方向性の相互乗り入れが必要なのですが、クラゲ的な一方向性の感覚運動反射が一度切断されると代替えがきかない配線であるのに対して、双方向性の相互乗り入れ的な神経伝達は、その部位が破壊されても限定的で小規模であれば、他の脳の部位がその代替えができるという特徴があります。

統合失調症になると、配線には目立った異常は生じていません。しかし、この病気に罹患しやすい体質がある人は、プログラムを形成する機械語に一定の癖があると考えるとよいかと思います。この癖そのものはあらゆる人が一定の割合で持っていて特にそれ自体は病気ではありませんが、この癖が一定以上強く、かつさまざまの環境要因が重なり合うと、時子さんの例で挙げたような、「タオル」を「タオレロ」という意味であるとか、世界の中で出会うあらゆる物事を過剰に意味付けしてしまうようなアプリがダウンロードされてしまいます。このアプリをダウンロードしてしまうと濃淡の差はあっても、原理的にはすべての出会う人や物に対して、こうしたフィルターを通して認知が行われることになります。

これとは対照的にアイ子さんの場合には、アイ子さんが、極端に反応して錯乱状態になるのは、お母さんか、あるいはお母さんのような物言いをする人に対してだけでした。それはお母さんとアイ子さんの間のこれまでの歴史的な経緯があって、お母さんへの恨み、それでももしかしたら今度こそお母さんは自分のことを大事にしてくれるかもしれないという淡い期待、そういった記憶、ベルクソンの円錐が、お母さん、あるいはお母さんに似た人に出会った時に起こるケミストリーが錯乱だったわけです。アイ子さんは、ですから私たちが膝を交えてゆっくりと穏やかに話せば、決して錯乱という出力を画一的に産出するということはありませんでした。

ヤスパースは、時子さんのような場合を形式の問題と呼び、アイ子さんのような場合を内容の問題と呼んで、形式のレベルで問題が起こっている場合には、了解は困難で、内容のレベルの問題は了解によって接近すべきだと整理したわけです。心をエクスキューティングのレベルで起こっている出来事だと考えると、アイ子さんのような場合には、心との距離はほぼゼロですが、片麻痺や失語症のように配線の問題がある場合、心との距離は極大だということになります。時子さんの場合には、配線に問題がある場合とは違って私たちが時子さんに起こっている問題に、自らの心を起点にしてアプローチし更新・改変できるポテンシャルはないわけではないものの、時子さんの問題が了解によって手の届く可視的な部分ではなくて、機械語で書かれたアプリの部分にその現象が生じてくる原因があると考えると、心からの距離は、配線に問題が生じたブローカ失語よりは近いが、アイ子さんの場合よりはより遠いと考えるわけです。

コラム 1 ミラーニューロン

ミラーニューロンというのは、意識をいちいち介在させずに、直接目の前の人の行動を取り込んで複写する機能だと大雑把には考えておいていただくと良い。

ミラーニューロンは三つの部品からできている脳スペックである。一つの部品は相手の動作の視覚的イメージの取り込み口（A）、二番目の部品は動作の意識化・表象化装置（B）、三番目の部品は動作の鋳型を作成する動作鋳型作成装置（C）と考えていただくと良い。動作の鋳型というのは、たとえば野球をする時に打席に立って飛んできたボールを打つ、あるいは鉄棒を前にして逆上がりをするなどなどの時に必要な一連の動作を、いちいち一つ一つ考えなくても一まとめにして自動的に作動させるためのサブルーチンと想像していただきたい。

この三つの部品の関係から言うと、人がたとえば逆上がりを学習するには二つの経路を考えることができる。一つは、Aから取り込まれた視覚情報を、Bで理解し、理解された情報をCへと流して運動の鋳型をつくる仕方である。A→B→Cと積み上げるのが一つのルートだとすると、A→Cへの短絡路がもう一つのルートで、これがミラーニューロンと深く関連している。

この短絡路の存在は、ミラーニューロン仮説によれば、この短絡路のおかげで、Bを介在せずに模倣ができるので、意識的にいちいち相手の動作を理解して真似しなくても、相手の動作の鋳型を一定程度そのまま取り込むことを可能にすると解釈されている。

たとえば私のＤＣＤでは、ＡからＣへのルートがもともと何らかの理由で脆弱か、あるいはＢを経由するルートが何らかの理由で過剰に機能していて、ＡからＣへの短絡路を使うべき場合にもそれを邪魔してしまうと考えると、どうして私が最初よりもだんだんとマット運動がむしろ練習によって下手になってしまったかも説明できるようにも思えなくもない。

ダンスを習っている方から聞いた話では、ダンスの習得の仕方には二種類あって、片方は、一つ一つの動作をまず理解して、それを反復練習して自動的にできるところまで仕上げていく仕方、もう一つはパートナーに身を任せ、パートナーの動きを自然に読み取って模倣し写し取るという仕方があるとお聞きした。

つまりこれはＡ↓Ｂ↓Ｃと意識化・表象化装置を経由して動作を習得する仕方と、Ｂを経由せずに直接相手の動作を取り込むＡ↓Ｃの短絡路を経て学習をする仕方の双方が人には存在していそうだということを支持するエピソードのようにも思える。Ｂを経由してダンスの動作を習得する人は習得は遅いが、相手が下手でも上手でも安定して踊れるように最終的にはなるのに対して、Ｂを経由せずに上手に踊れる人は、相手が下手だとたちまちうまく踊れなくなるのだそうだ。

ちなみに上記の三つの部品の脳における位置は、Ａの視覚的イメージの取り込み口が、上側頭溝後部周辺（pSTS: posterior part of Superior Temporal Sulcus）、Ｂの動作の意識的・表象化装置が、下頭頂葉小葉（IPL: Inferior Parietal Lobule）、Ｃの動作の鋳型作成装置が前運動野吻側腹側部（PMvr: Premotor, ventral rostral）に存在する。

コラム2　ベルクソンの円錐、記憶、縮約

ベルクソンの円錐とは、『物質と記憶』の中にでてくる有名な図である。本文で解説したように、ここで描かれた平面Pは「今、ここ」の内的・外的状況全体を、円錐は記憶を、円錐と平面Pの接点Sは、「今、ここ」で記憶と内的・外的状況のケミストリーによって析出する表象にそれぞれ相当する。

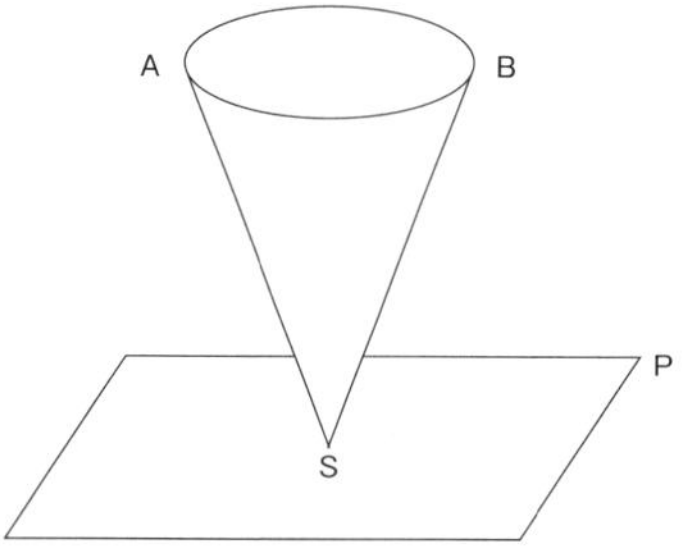

ベルクソンの円錐

しかし、注意が必要なのは、ベルクソンの記憶は図書館においてある本とか、エクセルの表の項目のような明瞭な境界を持つものではないということである。

ちょっと古いが、たとえば、出川哲朗とダチョウ倶楽部と江頭2：50が脳の中でどのように記憶されているのかを例にとって考えてみたい。図書館形式の考え方では、図のように、出川哲朗、ダチョウ倶楽部、江頭2：50は、あいうえお順とか、あるいはジャンル別に（この場合はリアクション芸人）タグをつけられて、保管され、たとえばテレビで出川哲朗を見ると、「ああ、あのリアクション芸人の……」とジャンル別のタグから検索が行われて、マッチングされ、「ああ、

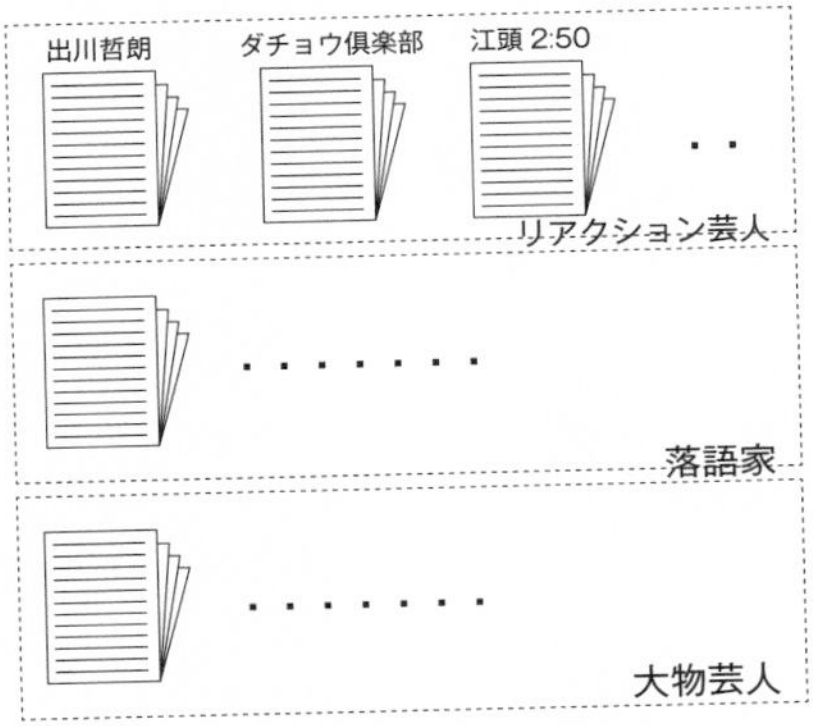

図書館型の記憶イメージ

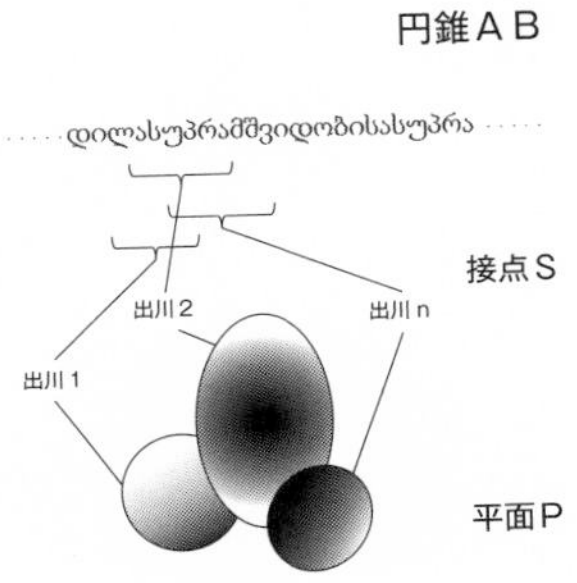

厨房型の記憶イメージ

出川哲朗だ」と分かるといった構図になる。しかし、ベルクソン的には記憶とはそのようには保管されていない。私たちは『なぜ私は一続きの私であるのか』（講談社選書メチエ、二〇一八年）の中で「厨房」形式と、この記憶のあり方を名付けてみたのだが、材料はそこにあるのだけれど、注文が来て初めて実際の料理ができるといった仕方である。

図書館形式と厨房形式の本質的な違いは、脳の中に何らかの出川哲朗のミニチュア版があると考えるのか、出川哲朗に出会うまではどこにもまだ出川哲朗は脳の中にはいないと考えるかという点である。つまり薄められた出川哲朗の対応物がすでに脳の中に保管され呼び出し可能な状態で待機していると考えるのか、卵と冷や飯と鶏肉とケチャップはそこにあるが、注文を受けるまではまだそこにはそれとしては存在していないオムライスのような形でしか出川哲朗はそこにはないと考えるのか、の違いだと言える。

上図の右側では、ベルクソンの円錐における記憶を句読点のないテキストとして描いてある。S点において現実の出川哲朗（あるいは想像上の出川哲朗でもよいが）に「今、ここ」（すなわち平面P）で出会って、今、ここにしか存在しない「出川n」が析出するまでは、テキストのどの部分が出川哲朗に対応するのかは未確定で潜在的だ、というのが厨房形式の記憶の特性なのである。

ベルクソンの円錐の物質的な対応物は、かなり近似的にではあるが、シナプス結合の伝導率と言ってもよいように思う。シナプス結合の伝導率の組み合わせによって、特定の刺激に対する神経細胞の発火が、どのルートを特に好むのかの傾向性が重みづけられる。出川的な何かに「今、ここ」で出会うと、出川的なルートが選択される。しかし、たとえばリアクション芸人として売り出した頃の、抱かれたくない芸能人ナンバーワンだった出川哲朗と冠番組を持つほどに好感度の上がった出川哲朗は違う出川だし、一〇年前の私の脳と今の私の脳も違った私の脳であって、「今、ここ」で出会う出川哲朗と私のシナプス結合の総体は、一期一会的な一回きりの出川哲朗をここで結晶化させる。

つまり、私が今ここでテレビで見ている出川nは、今の私の脳とそこにいる出川哲朗の一回きりのケミストリーなのである。ベルクソンの縮約とは、この一回きりのケミストリーによって、出川哲朗のイマージュ（あるいは表象）を、「今、ここ」で結晶化させるプロセスのことである。

コラム 3 ドゥルーズの内在平面

ドゥルーズの内在平面という考えは、ベルクソンの円錐を下敷きにするとずいぶん分かりやすくなるのではないかと思える。ベルクソンの円錐の大きな特徴は、言語抜きでも十分成立しうることである。これに対して、ドゥルーズの内在平面は言語抜きでは立ち上がらない。ドゥルーズの内在平面は、言語の介入を念頭に置いたベルクソンの円錐だというのがこの本での理解である。

ベルクソンの円錐とドゥルーズの内在平面の関係を整理するには、ゆで卵を例にとるならば、図に示したように、「多様な個々のゆで卵」⇕「言葉・ゆで卵」⇕「理念・ゆで卵」という三つの水準の若干錯綜した関係を意識する必要があるだろう。

多様な個々のゆで卵と言葉・ゆで卵には多くの説明は必要ないだろう。本文でも説明したように、私たちが生涯でその時々に出会うさまざまの状況におけるさまざまの一つとして同じもののないゆで卵が多様な個々のゆで卵であり、ベルクソンの円錐が「今、ここ」とのケミストリーを通して析出させる個物としてのゆで卵とはそうしたものである。これは基本的に鳥や哺乳類といった意識という装置を装備したすべての生き物において成立している。

これに対して、理念・ゆで卵とは、個々のゆで卵からすべての偶有性を排除したゆで卵のプロトタイプであると、とりあえずは考えておきたい。偶有性とは何かというと、たとえば、お母さ

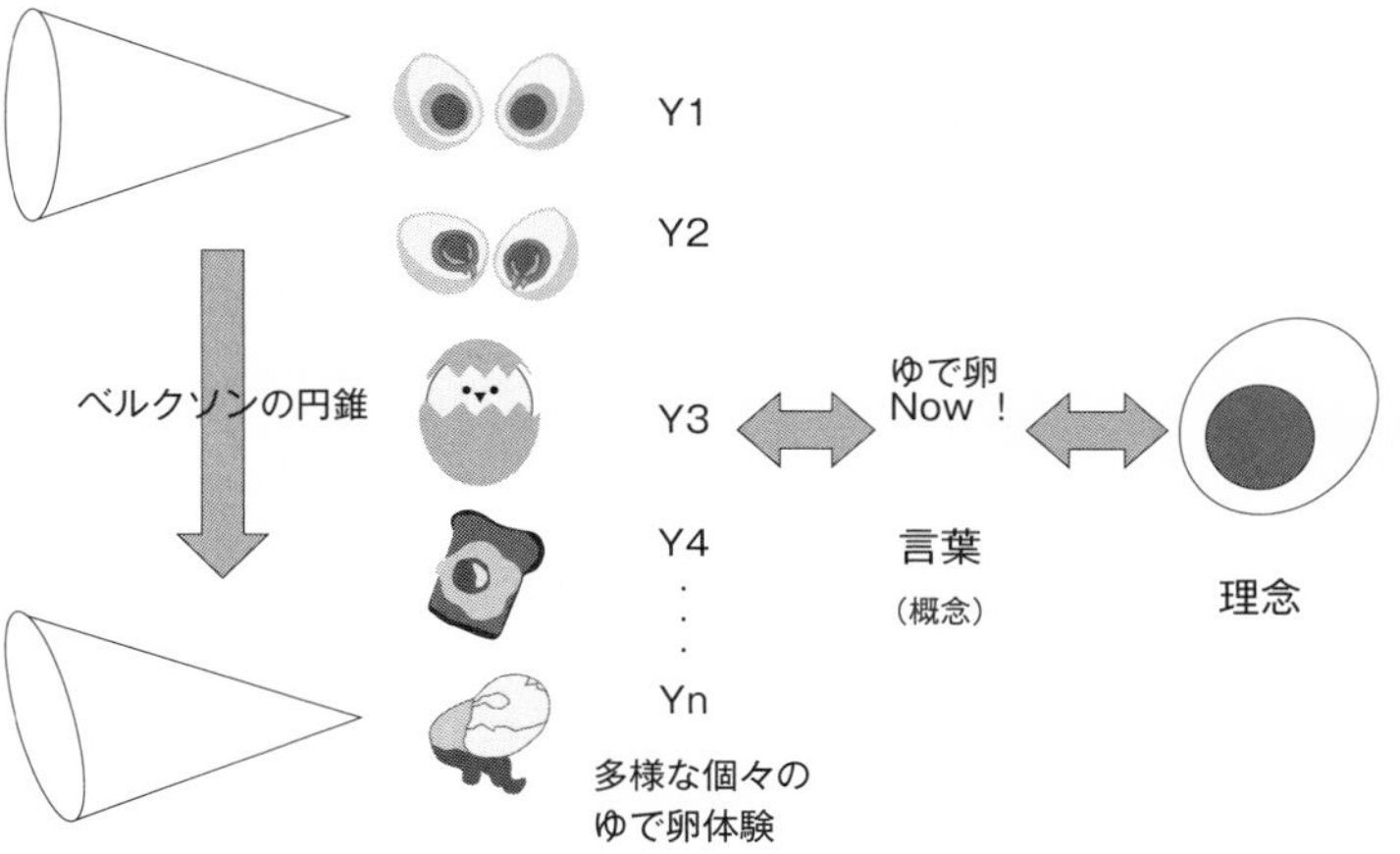

んが小学生の娘の遠足のお弁当のために、ゆで卵にかわいいぎざぎざをつけて半分ずつにしてくれたとしよう。この場合、このぎざぎざはあっても無くてもゆで卵がゆで卵であることを揺るがす性質ではない。だから、このぎざぎざという性質はゆで卵であることにとっては偶有的である。しかし、あるゆで卵の殻を割ったら中から孵化しかけた雛が茹で上がって出てきたとしよう。もうこれを私たちはゆで卵だとは言わない。だから黄身と白身に分かれた何らかの固形物が殻を割ったら出てくるという性質は、ゆで卵がゆで卵であることと、つまりはゆで卵のゆで卵性にとってかなり本質的であり、偶有的ではないようにとりあえずは思える。ゆで卵からすべての偶有性を剝ぎ取って本質的な骨組みだけを残したものがゆで卵の理念だと考えておこう。

　しかし、その場合、すでに本文で指摘したように、突き詰めるとゆで卵にとって絶対的に偶有的ではない性質を確実に線引きすることは実際には不可能なのである。たとえば黄身がないものはゆで卵ではないというのはとりあえずは確からしく思えるが、孵化をもうしかけていて、血が混じってしまっている黄身はどの程度の孵化までだったらまだゆで卵性の枠内だと言えるのか、といった際限のない境界づけのための問いが湧き上がってくるからである。

しかし他方でユデタマゴという言葉は常にゆで卵の理念への運動を私たちに強く促し、私たちは目の前のゆで卵を挟んで、ゆで卵には偶有的ではないゆで卵性があるのだという前提で日々を暮らしている。偶有的でないゆで卵性が担保されていると思いなしているからこそ、私たちは私たちの世界を安心して生きることができる。言語が介在することで、ベルクソンの円錐には根本的な変質が起こるのであり、ドゥルーズの内在平面は、ベルクソンの円錐の人間ヴァージョンだとも言えるのではないか。

コラム４　意識という器官――感覚運動反射から再入力の渦へ

　生き物の神経系の進化には、いくつかの跳躍がある。たとえば神経系を持たない海綿から、散在神経を持つヒドラへの進化は、身体内の情報伝達の画期的な加速をもたらしたに違いない。しかし、クラゲになると神経伝達の主役は身体の表面にくまなく広がる散在神経ではなく、クラゲの笠の周囲をぐるっと囲む神経管に収納された感覚運動神経に中央管理されることになる。クラゲの感覚運動反射から、犬やカラスの再入力の渦への神経系の進化は、生き物が搭載する情報伝達系のこうした跳躍的な進化のもう一つの節目だと言える。

　表象というと哲学的なややこしい議論満載の術語だが、この本では表象という言葉を、かなり生物学的な方向へシフトさせて用いた。クラゲの神経環の設計原理である感覚運動反射は極めて明快で、デカルトがこうしたメカニズムを何百年も前に動物機械、オートマトンと名付けたのは驚くべき卓見だった。

　クラゲは平常時の律動的遊泳を司るカルシウムイオンによる回路と非常時にこのシステムを上書きするナトリウムイオンによる回路によってその運動を制御され、デカルトの当時では想像もできなかったであろうほどの精巧な設計図に沿ってその回路が組みあがっている。しかし、この回路の特徴は、基本的に感覚から運動へとその情報の流れは一方向的であって、介在神経による自己制御を受けるとしても、過去の体験によってこの一意的な情報処理の方向性が大規模な形では更新されることはない。人間でも腱反射などはクラゲ的な感覚運動反射がその原理である。

これに対して、視床と大脳皮質を備えた脳を持つ動物（鳥類および哺乳類）では、双方向性の刺激の相互乗り入れが起こり、これが一定以上の複雑さを超えると、ベルクソン的な縮約が起こって（シンギュラリティと言ってもよい）、表象あるいは意識が生ずるというのがこの本で私たちが採用した一つのストーリーである。

「一定以上の複雑さを超えると」という注釈の部分にはもちろんかなりのうさん臭さがあり、心身問題の手品の種がここに仕込んであるのは明らかなので、その実体には当然懐疑的であるべきではあるが、とりあえずは当座の作業仮説として、次のコラムで解説するエーデルマンの路線に沿ってこの考えを採用することとしたのである。

クラゲ的な感覚運動反射においては、一つの回路は基本的には一つの役割しか果たさないので配線の位置は固定しており、どこの部分がどんな機能を司っているかの機能局在ははっきりしている。対照的に、双方向性の再入力の渦においては、一つの回路はさまざまの表象の生成に関与し、あるいは類似の表象が生成される場合でも特定の回路が利用されるとは限らないために、機能と配線の位置の対応関係は、感覚運動反射よりもかなり緩くなり、一定の傾向性はあるものの流動的な機能局在しか成立しなくなる。

次の図は、皮質—皮質間、皮質—視床間の相互乗り入れによって生ずる再入力の渦を模式的に示したものである。脳は常に対象と出会わない場合も、閾値下で再入力の渦を生成し続け、ベルクソンの縮約によって感覚運動反射を集約し続けているが、これは一期一会的でベルクソンの円

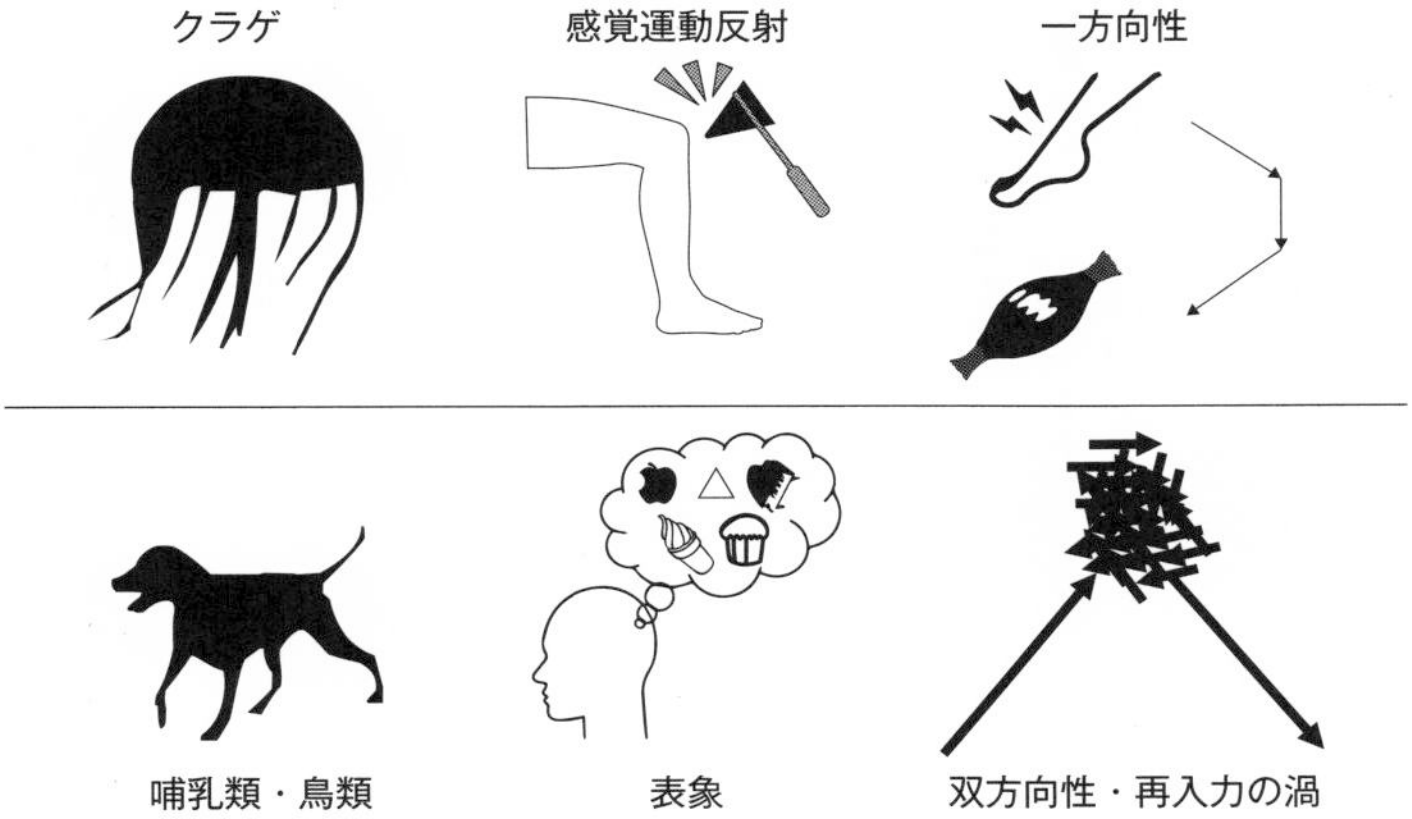

錐が蓄積しているテキストから、わずかに以前とは異なる別のシナリオを体内・体外環境のその時のその場の状況に応じて切り出しつつ、ベルクソンの円錐そのものを更新し続ける。したがって、朝出会うりんごと夕方に出会うりんごは、私たち人にとっては同じになりえても、言葉を持たない動物にとっては常に別の対象として表象されることになるのである。

コラム5　エーデルマンとその理論、ダイナミック・コア、神経細胞群選択説、想起された現在

ジェラルド・モーリス・エーデルマン（Gerald Maurice Edelman 1929-2014）は、アメリカ人の生物学者で、もともとは免疫学の専門家であり、抗体分子の研究で一九七二年にノーベル賞を受賞している。その後、意識の研究に転じ、意識についての啓蒙書、『脳は空より広いか』（冬樹純子訳・豊嶋良一監修、草思社）『*Wider than the sky*』で日本でも有名になった。この本での議論は『*A Universe of Consciousness: How Matter Becomes Imagination*』（Edelman and Giulio Tononi, coauthors, Basic Books, 2000, Reprint edition 2001）と故大東祥孝先生によるところが大きい。三つの鍵となる概念を簡単に解説しておく。

1　ダイナミック・コア〝Dynamic core〟「脳はクラゲのようです。それは一つの中心から指令を出すのではなくて、閃光のようにあるところがあるときには中心になり、次の瞬間にはまた別のところが中心になりながら、それでも一続きに続いていくのです」。

これは、あるアメリカ人の有名なＩＴ企業の経営者がＣＮＮニュースで語っていた美しい一節である。単純な網の目状の散在神経はクラゲの中心的な神経組織ではないし、脳の発火の仕方と散在神経のランダムな発火はまったく異なっているという二重の誤解があることを差し引いても、ダイナミック・コアそのものの特性は見事に活写されている。そしてこれ

は、特定の機能は脳の特定の場所に収納されているという伝統的・古典的な脳への見方が、専門家以外の知識階級においても大きく変化しつつあるということを物語る記事であった。

古典的な局在論の考えでは、意識を司る脳の部位は、脳のどこか奥まった場所に鎮座していると少なくとも初期には考えられていた。しかし、ダイナミック・コア（動いていく中枢）という考え方では、その時その場で、その中心となる部位を変えながら中枢が移動していくのだということになる。この考えは、伝統的な局在論とも、それに抗して提出された脳はどの部分も基本的に等質〝equipotential〟であるという全体論とも異なる、第三の道という意味で大局論と呼ばれることもある。

2

神経細胞群選択説〝Theory of neuronal group selection〟 これは神経ダーウィニズムとも呼ばれている考えで、その下敷きとしては集団的思考〝population thinking〟とエーデルマンが呼んでいる原理がある。集団的思考とは、確率的な多様性、あるいは不確定性が設計段階から構造的に組み込まれているということで、生物あるいは野生の基本的な原理でもある。

エーデルマンは、配線、プログラミング、計算の実行の各水準で、脳という計算機には、この確率的多様性が基盤として組み込まれていて、偶発的なぶれを構造的に含んだ形で、この多様な選択肢の中から一つの配線、一つのプログラム、一つの計算の実行が選択されると構想している。配線とは神経の走行のことで大枠は遺伝的に決定されているが、環境因子との交互作用および一定の確率で、配線の水準においても、ぶれ幅は小さいもののアノマリー（変異）が生ずる。

プログラミングとはおおよそはシナプス連結の生成とその重みづけであるが、圧倒的に環境因子との交互作用によって決定されるため、そのぶれ幅は配線と比べると極めて大きい。

計算の実行とは、ベルクソンの縮約、つまりは表象の生成に対応するが、これは神経細胞群選択説の肝になるので、次の「想起された現在」で別途解説する。この神経細胞群選択説という命名は、計算の実行の水準で実際に起こる事態を考えると若干ミスリーディングな命名のように思えなくはない。

3

想起された現在〝Remembered present〟　想起された現在とは、おおよそベルクソンの円錐におけるS点のことである。コラム「ベルクソンの円錐」で譬えとして出した出川哲朗をもう一度例にとろう。ベルクソンの円錐を句読点のないテキストに準えると、このテキストからさまざまの形で切り出した、いく通りものテキストとの対応関係において、出川1、出川2、出川3、……出川nのように出川哲朗はさまざまの実体化可能性を持っている。一つの表象がこのように異なったシナプス連関において実現化されうることを、エーデルマンは縮退〝degeneracy〟と呼んでいる。

想起された現在とは、神経細胞群選択説においては、最後の水準である計算の実行に当たるが、ここでの多様な選択肢の具体例が、出川1、出川2、……出川nというシナリオだということになる。実際には出川哲朗と出会わない時にでも、何か出川的な出来事と出会う予感がある場合、あるいは出川的な出来事が起こった後の余韻として、出川的シナリオのリハーサルは閾値下で繰り返されていることが知られている（「コラム4」で図示）。

コラム 6 脳に関する解剖学的知識紹介

左の二つの図は脳を横から見たところで、前方下側に目があると考えて下さい。上下二つのうち上は脳の内側の図、下は外側からの図です。下のほうの①と②はそれぞれ中心溝（ローランド溝）とシルヴィウス溝と呼ばれており、シルヴィウス溝の下に広がるのが側頭葉、シルヴィウス溝の上、中心溝の前が前頭葉、中心溝の後ろに広がるのが頭頂葉、頭頂葉のさらに後ろにあるのが後頭葉です。この大脳の後ろ下側にかけて中脳や小脳があります。

内側から眺めた図

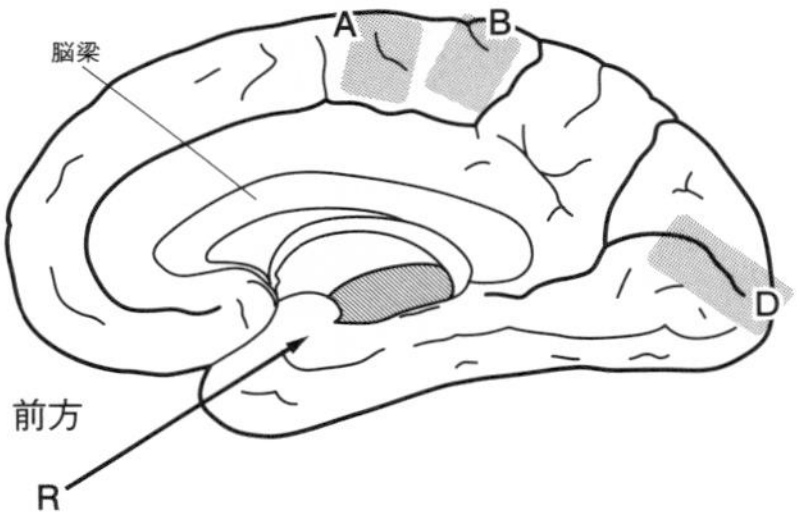

外側から眺めた図

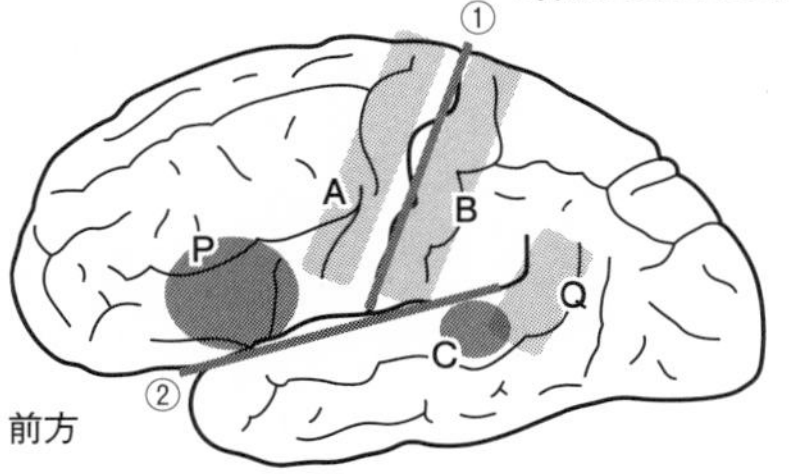

A〜Dは、体を動かす時に脳の指令が筋肉に伝わっていくときの連絡線維の出口がある場所や、聴いたり、見たり、触ったりしたときに、その感覚が脳の中へ入っていく入口がある場所を示しています。Aは運動、Bは触覚、Cは聴覚（実際にはシルヴィウス溝の内側にもっとおれこんだところにあります）、Dは視覚のそれぞれの出入り口

です。Dの中央の溝を鳥距溝といい、この溝の周辺に線状皮質と呼ばれる視覚を受け取る場所があります。A～Dはそれぞれ一次感覚領域と呼ばれています。

PとQは言葉を喋ったり話し言葉を理解したりするときに活動が大きくなる部分です。Pはどちらかといえば喋る方でブローカ野と呼ばれており、Qはどちらかというと聴く方でウェルニッケ野と呼ばれています。Rで示したあたりに海馬・扁桃核や視床があります。海馬・扁桃核は情動や記銘力と関係が深く、アルツハイマー病では海馬の萎縮が起こります。

左図では、色の濃い部分が灰白質で、ニューロンの細胞の部分が集まっているところ、色の薄い部分が白質でニューロンとニューロンの連絡線維が集まっているところです。灰白質が機械の部分だとすれば白質は接続コード（配線）だといえます。脳は機械部分については何台も近隣に同じような機能を果たす機械を用意しているので、ここが何台か壊れても目に見えた障害は起こりません。ですから、機械部分（すなわち灰白質）が壊れて症状が出るには、一定の大きさの病巣が必要です。これに対して連絡線維は、たくさんの機械部分から出たコードがまとめてあるために、小さく破壊されても大きな症状が出現する場合があります。

内包と脳梁はいずれも白質で連絡線維です。内包は体を動かすための指令の通路で、ここで障害される部分はたとえ小さくても体のその部分が動かなくなります。脳梁は左の脳と右の脳を結ぶ連絡線維が通っているところです。ここを切断すると右の脳が見たことに左の脳が気づかなかったり、右の脳が左の脳と相談せずに勝手に動き出したりする離断症状と呼ばれる症状が起こったりします。

脳の芯にある灰白質のなかでこの本で重要なのは視床です。この視床と脳の表面の灰白質のあいだでやり取りされる再入力の渦が、心が生み出される生物学的な条件になるからです。

脳の深部には視床以外にも二ヵ所に分かれて飛び地のように存在する大脳基底核と呼ばれる灰白質もあります。これは、主には運動プログラムの鋳型をつくり、これを維持することと関わっているのですが、幻覚妄想の解剖学的な基礎の一つとなる中脳辺縁系経路の前方の端である側坐核は、この図では見えませんが内側の大脳基底核の前方にあります。

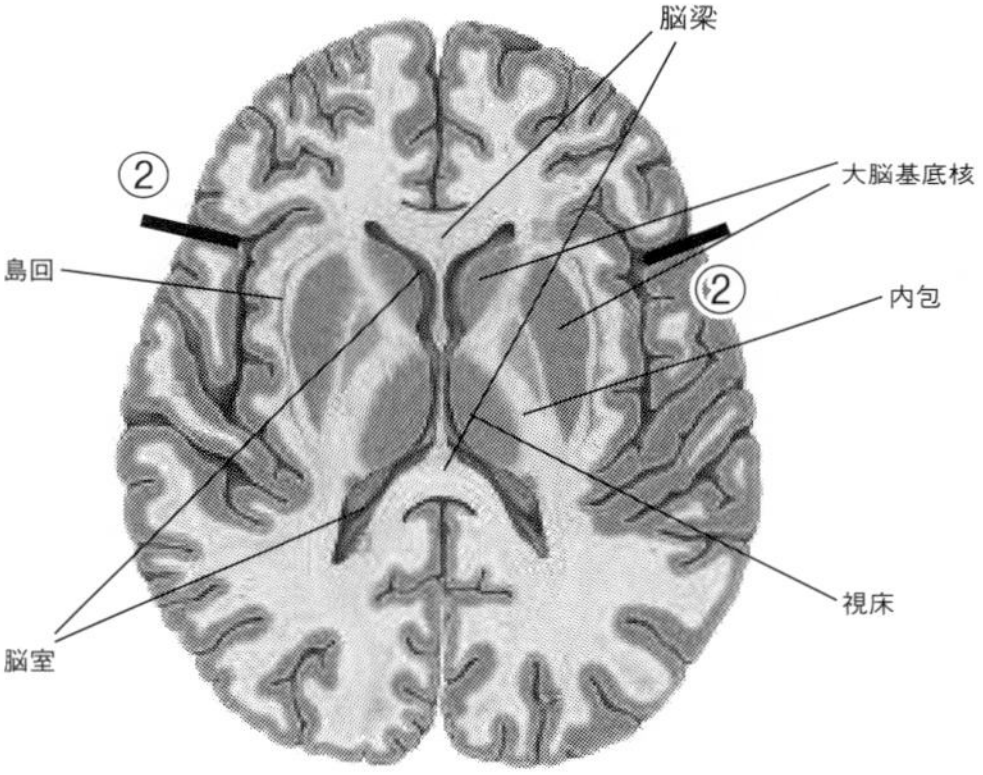

あとがき

この本の後半の部分はグルジア（現ジョージア）での滞在中と行きかえりの飛行機の中で書いたものです。そもそも最初はアエロフロートのモスクワ乗り換えで、数時間のトランジットしかなく、もしかすると一度飛行場から外へと出て、もう一度チェックインをしなおさなくてはならないのではないか、ロシアのビザがいるのではないか、荷物検査も含めて数時間で本当にトランジットができるのだろうかなどと次から次へと不安なことがらが出てきてグルジア行きそのものをやめた方がいいのではという考えも頭をよぎる状況でした。ところが、ロシアとグルジアの間のトラブルで急遽、アエロフロートが運航中止となり、カタール航空に路線を変更し、ゆったりとした旅になりました。サペラヴィの赤ワインの後味が今でも口の奥のあたりに残っているような気がします。

グルジア人の友人のデイビット・ギギネイシュビリが借りてくれた、カヘティ地方のクヴェヴリワインを作っているワイン工房に建てられた小さなホテルのテラスの朝焼けの中でも、この本を私は書いていました。その前の晩には、この地方で歌手もしているという宿の亭主も交えて、小さなスプラを彼がしてくれて、その宿にある窯で近所の農家の人たちが焼いたトウモロコシのパンを朝食に食べ、ゆったりとした時間を過ごしました。このスプラは、ギリシア語のシュンポシオン（＝饗宴、ともに飲むという意味、現在のシンポジウムの語源）と、そこで大事にされるのがそこで対面しながら紡がれる言葉だという点、そしてそれがポリフォニー（多声音）をその基調としているという点で大きな共通点を持っているように私には感じられました。

津田均先生という精神病理学者・精神科医がいらっしゃって、数年前に亡くなられたのですが、津田先生が亡くなられたことをきっかけにして内海健先生というもう一人別の精神病理学者・精神科医と以前よりも親しくお話する機会が増え、津田先生と内海先生からは、染み通るような形で大きな影響をおそらくは受けています。

「染み通る」と言ったのは、大事なことを聞いたと思った時に、多くの場合、まずはそれが何なのか、どういう意味なのかがにわかには分からないというのが私自身のデフォールトだからです。まずは当惑のような違和感があって、この違和感が長い間熟成した後で、内海先生や津田先生の場合のように、いつの間にかそれが自分自身の一部になってしまっていることもあれば、ＡＤＨＤの製薬会社の講演会での出来事のように、漠然とした違和感がしだいに明確な体験として事後的に形をとっていくこともあります。

もう一人別の精神病理学の大家、木村敏先生が、ともかく批判を受けても、その場では「論闘しないのはどうしてか」と仲間内の雑談で若干の不満とともに話題になったことがありました。何か自分にとって新しいことが言われた時に、おそらくその場で「いいね」を打つことも、受信拒否にしてそれを即座に排除してしまうのも、いずれも新しいことを素通りしている可能性があって、自分にとって新しいことが自分のうちにもたらす本能的な拒否感をとりあえずは棚上げにして、一定期間をクヴェヴリワインのように熟成させる、案外、木村先生はそうされていたのかもしれないと近頃思ったりもします。

私自身はともかくもカッとしてしまい、その場でああだこうだと浅薄な議論を展開してしまうことが多いのですが、実際にはそうした論闘が私たちを本質的に変化させる部分はそう大きくはなく、事例検討や読書会などの小さなスプラが繰り返される間に、私自身は長い時間をかけて発酵し、少しずつ何か別のものを取り込んでいくようにも思えます。

最後に、グルジアで私たちを歓待してスプラを教えてくれたデイビットとイレーネ、オープン・ダイアローグについてお教えいただいた斎藤環先生、いつも事例検討におつきあいいただいている愛知医大の精神科・臨床心理の同僚、この本のアイデアを何回か議論した松蔭病院水曜会の古橋忠晃先生、名古屋まで何度か足を運んでいただき、出版の機会を与えてくださった講談社学芸クリエイトの林辺光慶さんに深く感謝致します。

注

〈はしがき〉

（1）辻井正次・宮原資英／監、澤江幸則・増田貴人・七木田敦／編著『発達性協調運動障害［DCD］——不器用さのある子どもの理解と支援』金子書房、二〇一九
宮原資英『発達性協調運動障害——親と専門家のためのガイド』スペクトラム出版社、二〇一七
新田收『発達性協調運動障害の評価と運動指導——障害構造の理解に基づくアプローチ』ナップ、二〇一八

〈第一章〉

（1）記憶の中では小学校の時だったのですが、小学校時代うちはずっと狭い木造アパートの二間ほどを借家していたので、これは中学校の時の記憶でないと辻褄があわないことに、この本を書いている間に気づきました。とはいえ、私の記憶の中で鉄棒の練習をうちの庭でやっているのは小学生の私なので、この部分はこのままにしておこうと思います。

（2）Morgan MJ., Adam A., Mollon JD., Dichromats Detect Colour-Camouflaged Objects that are not Detected by Trichromats., Proceedings: Biological Sciences 248;291-295,1992

（3）Jacobs GH., Evolution of Colour Vision in Mammals., Philos Trans R Soc Lond B Biol Sci. 364: 2957–2967,2009

（4）島泰三『はだかの起原——不適者は生きのびる』講談社学術文庫、二〇一八

（5）意識に関するソマティック・マーカー仮説で有名な神経内科医、アントニオ・ダマジオが『デカルトの誤り』の中で言及してから有名になった。アイオワ・ギャンブリング・テストと正式には言われていて、原版は一九九四年に雑誌 Cognition. 50：7–15 に掲載。

〈第Ⅰ章〉

（1）Sagvolden T., Johansen EB., Aase H., Russell VA., A Dynamic Developmental Theory of Attention-deficit/Hyperactivity Disorder (ADHD) Predominantly Hyperactive/impulsive and Combined Subtypes,. Behav Brain Sci. 28:397-419; discussion 419-68,2005

（2）Tripp G., Wickens JR., Neurobiology of ADHD,. Neuropharmacology. 57:579-89,2009

（3）Jean-Baptiste Lamarck (1744-1829)　一九世紀の有名なフランス人生物学者。無脊椎動物、生物学という用語はラマルクが初めて提唱したものである。ラマルクその人自体は、生物が進化するということを広く啓蒙した点で、進化論の基盤を準備した先進的な学者であり、獲得形質の遺伝という変質理論の基盤となったラマルクの学説は、ラマルク自身の考えというよりも、それまでの一般的な学説を総括したものにすぎない。従って、その後の変質学説がもたらしたさまざまの帰結についてラマルクを非難するのは的外れであると言える。

（4）Bénédict Augustin Morel (1809-1873)　ウィーン出身のフランス人精神科医。主に南仏で献身的に精神障害者およびその家族の診療にあたりながら、一八五七年に『人という種の身体的、知的、道徳的変質およびこの種の疾患をもたらす原因に関する論文』(Traité des dégénérescences physiques, intellectuelles et morales de l'espèce humaine et des causes qui produisent ces variétés maladives）を発表し、変質学説の理論的基盤を確立した。

（5）Cesare Lombroso (1835-1909)　イタリアの精神科医、犯罪人類学の創始者。一八七六年に上梓された『犯罪人論』(*L'uomo delinquente*）が主著。「大きな眼窩」「高い頬骨」「痛覚の鈍麻」などを犯罪者の特徴として列挙し、人類学的にみれば、これらの特徴は原始人の遺伝的特徴へのいわゆる先祖返りと主張された。

（6）Joseph Arthur Comte de Gobineau (1816-1882)　フランスの貴族主義者。白人至上主義者で、混血が文明の衰退を招くと考えていた。ナチスに大きな影響を与えたが、彼自身はユダヤ人をむしろ優越人種の範疇に入れており、人種差別主義者ではあったが、反ユダヤ主義者ではなかった。

（7）Max Simon Nordau (1849-1923)　ハンガリー出身の批評家、医師。思想的にはロンブローゾに師事。一八九二―九三年の『変質論』（*Entartung*）が最も有名。当時の前衛芸術を医学的見地から変質の結果生じたものと批判した。ノルドー自身は、後半生は有力なシオニスト運動の擁護者となり、ユダヤ人であったが、ナチスはその思想を前衛芸術の弾圧に利用した。

（8）芝健介『ホロコースト――ナチスによるユダヤ人大量殺戮の全貌』中公新書、二〇〇八

（9）Rigg BM., *Hitler's Jewish Soldiers: The Untold Story of Nazi Racial Laws and Men of Jewish Descent in the German Military*, University Press of Kansas, 2002

（10）ハンナ・アーレント『エルサレムのアイヒマン――悪の陳腐さについての報告【新版】』大久保和郎訳、みすず書房、二〇一七

（11）本書を校閲してくださった方が、このハンセン病のテレビドラマは、ひょっとしたら「わたしが棄てた女」一九六四年、ではないかと指摘してくださいました。その主演は黛ひかるだったそうで、同じ年に、大空真弓が出演した「愛と死を見つめて」が大ヒットしたと教えていただきました。このことを考え合わせると、いくつかの記憶が子供の私の中で綯い交ぜになって合成されてしまった可能性は十分あります。しかし、私の記憶の中の主演女優の顔は、黛ひかるさんではなくて、あくまでも大空真弓さんとして固定されてしまっていて、そう言えばあの顔は黛ひかるさんだったかもしれないという疑問の余地がないほど揺らがないので、私の心の中の事実として本文はそのままにしました。

〈第三章〉

（1）木村敏（1931-）。精神科医、精神病理学者。『自覚の精神病理 自分ということ』一九七〇、『人と人との間――精神病理学的日本論』一九七二、『生命のかたち／かたちの生命』一九九二、など多数の著書。

（2）熊﨑努「了解の現代的な意義を再考する」臨床精神病理38巻、二〇一七

（3）フランスの精神科医・クレランボーが、一九四二年に刊行した『熱情精神病』のうちに収録された論文によ

る。昨今の診断名では妄想性障害に分類される
（4）fMRI とは functional Magnetic Resonance Imaging の略語。MRI は核磁気共鳴画像と略す。特定の脳の部位が活動量を増すと、そこに酸素と結びついたヘモグロビンが流入して、結果として信号が強まることを利用し、特定の課題を実行した時に脳のどの部位が活性化されるかを画像化する装置。SPECT とは微量のガンマ線を放出する放射性同位元素を注射し、脳の血流量を測定し、脳の代謝の多寡を画像化する装置。
（5）Ἀριστοτέλης（前 384- 前 322）　古代ギリシアの哲学者。西洋哲学の父。目の前にあるものを第一の存在と考え、そこから哲学を創始。
（6）Martin Heidegger (1889-1976)　ドイツの哲学者。『存在と時間』においてアリストテレスの形而上学の根源的な変更を試みた。
（7）Immanuel Kant (1724-1804)　プロイセン王国（ドイツ）の哲学者。『純粋理性批判』で人間の経験を成立させる哲学的原理について考察。
（8）細川亮一『ハイデガー哲学の射程』創文社、二〇〇〇

〈第四章〉
（1）Behind the Henry Wachtel Murder Newsweek & The Daily Beast's Mike Daly on the tragic case and jailed teenager
二〇一二年四月二六日午後九時。著者は当時この事件について Daily Beast の記者からメール取材を受け、発作後もうろう状態の可能性が高い旨、回答した。
（2）Matussek P., Untersuchungen über die Wahnwahrnehmung. Erste Mitteilung: Veränderungen der Wahrnehmungswelt bei beginnendem, prìmären Wahn. Archiv für Psychiatrie und Nervenkrankheiten 189,279-319, 1952

参考文献

1. Bergson H., Matière et mémoire; Essai sur la relation du corps à l'esprit ,1959　合田正人・松本力訳、『物質と記憶』ちくま学芸文庫、二〇〇七
2. Damasio A.R., The Feeling of What Happens: Body and Emotion in the Making of Consciousness, Harcourt Brace & Company, 1999　田中三彦訳『無意識の脳　自己意識の脳――身体と情動と感情の神秘』講談社、二〇〇三
3. Deleuze G., Différence et répétition. Paris, PUF, 1968　財津理訳『差異と反復』河出書房新社、一九九二
4. Edelman GM., Tononi G. A Universe of Consciousness: How Matter Becomes Imagination, Basic Books, 2000, Reprint edition 2001
5. Jaspers K., Allgemeine Psychopathologie. 5. Aufl., Springer, 1946 西丸四方訳『精神病理学原論』みすず書房、一九七一
6. 兼本浩祐『精神科医はそのときどう考えるか――ケースからひもとく診療のプロセス』医学書院、二〇一八
7. 兼本浩祐『てんかん学ハンドブック』医学書院、二〇一八
8. 古茶大樹『臨床精神病理学――精神医学における疾患と診断』日本評論社、二〇一九
9. Maturana HR., Varela FJ. Autopoiesis and Cognition: The realization of the Living, Springer, Boston, 1980　河本英夫訳『オートポイエーシス――生命システムとはなにか』国文社、一九九一
10. 津田均『気分障害は、いま――うつと躁を精神病理学から問い直す』誠信書房、二〇一四

兼本浩祐（かねもと・こうすけ）
一九五七年生まれ。京都大学医学部卒業。
現在、愛知医科大学医学部精神科学講座教授。専門は精神病理学、神経心理学、臨床てんかん学。
著書に『なぜ私は一続きの私であるのか』（講談社）、『脳を通って私が生まれるとき』（日本評論社）、『心はどこまで脳なのだろうか』『てんかん学ハンドブック』『精神科医はそのときどう考えるか』（医学書院）、『専門外の医師のための大人のてんかん入門』（中外医学社）、詩集『世界はもう終わるときが来たというので』『深海魚のように心気症を病みたい』『ママちゃりで僕はウルムチに』（東京図書出版）などがある。

発《はつ》達《たつ》障《しょう》害《がい》の内《うち》側《がわ》から見《み》た世《せ》界《かい》

名《な》指《ざ》すことと分《わ》かること

二〇二〇年　一月一〇日　第一刷発行

著者　兼《かね》本《もと》浩《こう》祐《すけ》

発行者　渡瀬昌彦
発行所　株式会社講談社
東京都文京区音羽二丁目一二—二一　〒一一二—八〇〇一
電話（編集）〇三—三九四五—四九六三
（販売）〇三—五三九五—四四一五
（業務）〇三—五三九五—三六一五

装幀者　奥定泰之
本文データ制作　講談社デジタル製作
本文印刷　信毎書籍印刷株式会社
カバー・表紙印刷　半七写真印刷工業株式会社
製本所　大口製本印刷株式会社

ISBN978-4-06-518528-5　Printed in Japan
N.D.C.110　214p　19cm

講談社選書メチエの再出発に際して

講談社選書メチエの創刊は冷戦終結後まもない一九九四年のことである。長く続いた東西対立の終わりはついに世界に平和をもたらすかに思われたが、その期待はすぐに裏切られた。超大国による新たな戦争、吹き荒れる民族主義の嵐……世界は向かうべき道を見失った。そのような時代の中で、書物のもたらす知識が一人一人の指針となることを願って、本選書は刊行された。

それから二五年、世界はさらに大きく変わった。特に知識をめぐる環境は世界史的な変化をこうむったとすら言える。インターネットによる情報化革命は、知識の徹底的な民主化を推し進めた。誰もがどこでも自由に知識を入手でき、自由に知識を発信できる。それは、冷戦終結後に抱いた期待を裏切られた私たちのもとに差した一条の光明でもあった。

その光明は今も消え去ってはいない。しかし、私たちは同時に、知識の民主化が知識の失墜をも生み出すという逆説を生きている。堅く揺るぎない知識も消費されるだけの不確かな情報に埋もれることを余儀なくされ、不確かな情報が人々の憎悪をかき立てる時代が今、訪れている。

この不確かな時代、不確かさが憎悪を生み出す時代にあって必要なのは、一人一人が堅く揺るぎない知識を得、生きていくための道標を得ることである。

フランス語の「メチエ」という言葉は、人が生きていくために必要とする職、経験によって身につけられる技術を意味する。選書メチエは、読者が磨き上げられた経験のもとに紡ぎ出される思索に触れ、生きるための技術と知識を手に入れる機会を提供することを目指している。万人にそのような機会が提供されたとき初めて、知識は真に民主化され、憎悪を乗り越える平和への道が拓けると私たちは固く信ずる。

この宣言をもって、講談社選書メチエ再出発の辞とするものである。

二〇一九年二月　　野間省伸

MÉTIER

講談社選書メチエ　世界史

MÉTIER

ヘーゲル『精神現象学』入門　長谷川 宏
カント『純粋理性批判』入門　黒崎政男
知の教科書 ウォーラーステイン　川北 稔 編
知の教科書 スピノザ　C・ジャレット　石垣憲一 訳
知の教科書 ライプニッツ　F・パーキンズ　梅原宏司・川口典成 訳
知の教科書 プラトン　M・エルラー　三嶋輝夫ほか 訳
フッサール 起源への哲学　斎藤慶典
トクヴィル 平等と不平等の理論家　宇野重規
完全解読 ヘーゲル『精神現象学』　竹田青嗣・西 研
完全解読 カント『純粋理性批判』　竹田青嗣
本居宣長『古事記伝』を読むⅠ～Ⅳ　神野志隆光
分析哲学入門　八木沢 敬
ベルクソン＝時間と空間の哲学　中村 昇
夢の現象学・入門　渡辺恒夫
九鬼周造　藤田正勝
ヨハネス・コメニウス　相馬伸一
アダム・スミス　高 哲男

ラカンの哲学　荒谷大輔
記憶術全史　桑木野幸司
オカルティズム　大野英士

近代性の構造　今村仁司
身体の零度　三浦雅士
人類最古の哲学　カイエ・ソバージュⅠ　中沢新一
熊から王へ　カイエ・ソバージュⅡ　中沢新一
愛と経済のロゴス　カイエ・ソバージュⅢ　中沢新一
神の発明　カイエ・ソバージュⅣ　中沢新一
対称性人類学　カイエ・ソバージュⅤ　中沢新一
近代日本の陽明学　小島　毅
未完のレーニン　白井　聡
経済倫理＝あなたは、なに主義？　橋本　努
ヨーガの思想　山下博司
パロール・ドネ　C・レヴィ＝ストロース　中沢新一訳
ドイツ観念論　村岡晋一
精読　アレント『全体主義の起源』　牧野雅彦
連続講義　現代日本の四つの危機　齋藤元紀編
ブルデュー　闘う知識人　加藤晴久
怪物的思考　田口卓臣

熊楠の星の時間　中沢新一
来たるべき内部観測　松野孝一郎
アメリカ　異形の制度空間　西谷　修
絶滅の地球誌　澤野雅樹
共同体のかたち　菅　香子
アーレント　最後の言葉　小森謙一郎
三つの革命　佐藤嘉幸・廣瀬　純
なぜ世界は存在しないのか　マルクス・ガブリエル　清水一浩訳
「東洋」哲学の根本問題　斎藤慶典
言葉の魂の哲学　古田徹也
実在とは何か　ジョルジョ・アガンベン　上村忠男訳
創造の星　渡辺哲夫
なぜ私は一続きの私であるのか　兼本浩祐
いつもそばには本があった。　國分功一郎・互　盛央
創造と狂気の歴史　松本卓也

講談社選書メチエ　宗教

MÉTIER

宗教からよむ「アメリカ」　森　孝一
ヒンドゥー教　山下博司
グノーシス　筒井賢治
ゾロアスター教　青木　健
『正法眼蔵』を読む　南　直哉
儒教・仏教・道教　菊地章太
知の教科書　カバラー　ピンカス・ギラー　中村圭志訳
フリーメイスン　竹下節子
聖書入門　フィリップ・セリエ　支倉崇晴・支倉寿子訳
禅　沖本克己
七十人訳ギリシア語聖書入門　秦　剛平

MÉTIER

MÉTIER

アメリカ音楽史　大和田俊之
ピアニストのノート　V・アファナシエフ　大野英士訳
見えない世界の物語　大澤千恵子
パンの世界　志賀勝栄
小津安二郎の喜び　前田英樹
金太郎の母を探ねて　西川照子
ニッポン エロ・グロ・ナンセンス　毛利眞人
天皇と和歌　鈴木健一
コンスタンツェ・モーツァルト　小宮正安
物語論 基礎と応用　橋本陽介
乱歩と正史　内田隆三
浮世絵細見　浅野秀剛
凱旋門と活人画の風俗史　京谷啓徳
歌麿『画本虫撰』『百千鳥狂歌合』『潮干のつと』　菊池庸介編
小論文 書き方と考え方　大堀精一
胃弱・癇癪・夏目漱石　山崎光夫
十八世紀京都画壇　辻惟雄

小林秀雄の悲哀　橋爪大三郎
万年筆バイブル　伊東道風